蘇珊·歐蘇利文 Suzanne O'Sullivan——著

腦內風暴

頂尖神經科醫師剖析離奇症狀，一窺大腦異常放電對人體的影響

Brainstorm

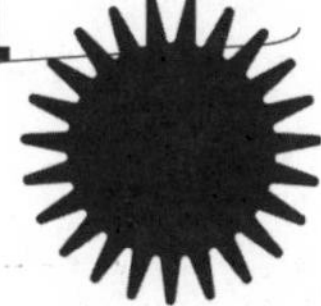

Detective Stories from the World of Neurology

方淑惠——譯

推薦序

一本兼具醫學、科普、文明啟蒙的好書

——醫師、吳大猷科學普及著作獎創作類金籤獎得主　林正焜

具有神經科醫師和癲癇專業背景的作者，藉由行醫生涯遇到的比較不尋常的病例，告訴讀者有些症狀其實是腦部異常放電的結果。我深信，尤其對於台灣的讀者，本書可以說是非常重要的一本認識癲癇的醫學書、一本透視大腦的科普書，以及一本讓讀者免於被民俗或迷信延誤的文明啟蒙書。

除了反覆發生的抖動小發作，或是口吐白沫、眼球上吊、僵直、全身抽搐的大發作，或是失神發作之外，本書還舉了很多不一樣的發作。像是反覆出現的妄想，或是幻覺，或是恐慌。每個案例描述都非常生動，而且深入說明診療過程，讓我們可以超乎以往地深入這門醫學。判斷病患的罹病部位是神經科醫師的絕活。仔細推敲病史和發作情況背後的醫學線索，穿插在緊張的情節當中的，是對大腦各部位功能，以及各種主要腦部檢查工具的詳細介紹。透過每一個病患發病到求醫到整個診療的過程，可以很清楚這個病的前因後果，怎麼處理，也會對神經醫學的檢驗設備有明確的認識。

其中一個案例是解離型發作，讓我憶起以往曾聽說有一位醫師精通分辨癲癇和詐病。現在回想起來，為了請假或保險金詐病的人很多，可是詐病的人用大發作來表現的可能不多。解離型發作的過程跟癲癇發作不太一樣，很有經驗的癲癇專業醫療人員看得出來。跟詐病不一樣的是這種發作是創傷後的、潛意識的、不由自主的，因而是患者無法控制的，是一種很難治療的疾病。如果誤以為解離型發作是詐病，患者會墮入一場災難的輪迴。抗癲癇藥物對解離型發作沒有幫助，所幸現在的醫療體系已經有心理師和社工人員可以提供實際的幫助。

看看這些人的症狀：媽媽說「半夜兒子筆直坐起來向左回頭看，左手食指指著牆上某個點，看起來很害怕。」為什麼？自訴「看到七個小矮人，七個顏色鮮豔的小矮人。他們從右邊跑到左邊，速度很快。」為什麼？原來這些反覆出現的怪異症狀，都是腦部異常放電的結果。古往今來，許多文化曾經給癲癇發作一個恥辱的標記。尤其離奇的症狀，更常讓病家花很多時間尋求民俗療法或靈界的解釋，當今台灣人仍舊熱中於此。燒紙錢、服香灰的行為是我們的文化弱項，常常閱讀科學書籍應會有助於讓我們有能力用科學的眼光看待世界。

推薦序

全方位的醫療書寫

——台北榮民總醫院重症醫學部主任、國立陽明大學腦科學研究所教授　林永煬

本書具有生動易懂的醫學新知及接地氣的人文素養，值得推薦給所有國人，包括醫療從業人員、老師、企業老闆、政府人員、神經內外科醫師、癲癇患者及家屬。

作者歐蘇利文是一位專業的神經科醫師，也是癲癇領域的專家，藉由臨床癲癇個案，以非常生活化的陳述，呈現了患者及家屬對於患病的生理及心理承受與社會層面的種種問題，娓娓道來尋求專業醫師診療過程的互動及心路歷程，以最淺顯易懂的方式生動地述說醫療決策及腦科學知識，提供的不僅是醫療知識，也包括面對疾病、面對死亡的全方位思考與人文心智的融合互動。

身為從事三十年臨床神經診療工作，也投入腦科學研究，專注於癲癇、腦中風，乃至重症醫療的我，仔細研讀此書後的第一個反應是，這是一本為所有階層民眾所寫的教科書。但是不用擔心，作者以深入淺出的方式，將癲癇的病症及處置做了非常易懂的陳述，非常令人佩服與感動。文中有關處理與面對癲癇的醫療決策思維及患者的心路歷程，其實在不同的疾病類別亦有共通之處，任何人讀到這本書都會有各自的收穫與感動！

如同前輩神經科學家馬丁·沙可（Jean-Martin Charcot）的名言「症狀就是受苦器官的哭喊」，癲癇是腦部功能失調的表現，所以仔細分析每一個患者的癲癇症狀，是了解腦部異常所在的第一步。在看診時醫師必須仔細詢問病人本身及周邊親友等目擊者，患者發作前有沒有什麼樣的預感，當時正在做什麼，一開始不對勁的症狀是什麼，整個發作過程的症狀，多久才恢復正常，眼睛有沒有上吊，意識是否清醒，哪一側手腳僵直性抽搐，哪一側手腳有自動症，有沒有發出聲響，叫他的反應如何，能不能夠回答問題，一般民眾讀了之後就學會了，必要的時候就知道要趕快拿起手機錄下整個過程，協助就醫時的評估及診斷。

這些年來問世的新型抗癲癇藥物，副作用較少，整體而言百分之七十的患者可以用藥物獲得良好的控制，其餘患者在臨床上稱之為藥物難治型或頑性癲癇，必須尋求癲癇專家進一步評估診斷的正確性、癲癇症的分類、共病症、藥物適切性、患者服藥遵從性、家人親友支持狀況等等，部分患者得考慮癲癇手術、迷走神經刺激術、深部腦刺激等侵犯性治療方法，但必須經過完整的癲癇跨團隊評估。這些重要觀點在書中案例中有具體的口語化剖析，非常值得一讀。

如果你是醫學生或是年輕醫師，用心看完書中的醫病對話，會更深刻體會到醫病一體，病人是醫師的老師，歐蘇利文醫師針對每個癲癇個案的發作先兆及發作症狀的相對應腦部區域，做了詳細的生理解說及文獻討論，包括害怕恐懼、欣喜感、暴怒、攻擊性、暴走、轉

身、異常感覺、自動症、僵直性轉頭、發聲或言語症狀、眨眼、肢體抽搐等各類行為表現，是非常實用而生動的腦科學知識，對臨床醫療人員及心智人文學者都非常具有啟發性！

確定診斷的癲癇個案，如何選擇藥物及告知可能的副作用非常重要，患者服藥的順從性也是醫病溝通非常重要的一環，書中的病患瑪雅就曾因為害怕藥物的副作用而私自停藥，飽受癲癇發作的折磨。說到這裡，我要特別鼓勵病患及家屬勇於將顧慮及擔心的副作用說出來，專業的醫師絕對會妥善找出因應之道。常有家屬問我，發現親人發作的時候，怎麼幫忙比較好，看見全身抽搐得那麼厲害是否得趕緊壓制？在書中您會學到這項切身問題之正確處置方法。

本書對於神經內外科醫護人員，包括癲癇團隊成員，也非常有幫助，因為作者非常用心陳述了一些臨床上會遇到的非常實際又棘手的問題，我本人從事癲癇診療工作近三十年，更能深切體會，因此特別鄭重推薦癲癇專家同行仔細品味。例如第五章的主角雪倫被診斷為藥物難治型癲癇患者，五年內使用了六種抗癲癇藥物，發作依然很頻繁，剛加上一種藥物情況似有好轉，但隔一段時間效果又不理想，發作的形態也一再改變，因而轉診給癲癇專家。歐蘇利文醫師非常仔細的問診，認為其癲癇的診斷有必要重新檢查與判斷，連續性多日錄影及腦電波檢查綜合研判為非癲癇性發作（又稱假性癲癇發作），藉由如此專業的再確認診斷，讓患者有機會獲得正確的用藥及治療。這種案例的成因非常多樣化，我們見過一些個案，有的與兵役因素、上學或工作壓力、感情或家庭等因素有關，有些個案的原因不明，需要繼續追蹤，並會診精神科專家。當我們確認患者合併有非癲癇性發作，甚至主要診斷為非癲癇性發作的時候，如何與患者及家屬做妥適說明及討論，是非常重要的。閱讀此書，你將學會這一門藝術。

瑪雅的癲癇手術前評估總共花了一年時間才完成，雪倫的發作症狀等待神經專科醫師會診也等了好一陣子，多歷經了二十次昏倒性的發作，才看到神經專科醫師。讀者看到這些現象，應該會更感念台灣的健保政策給予民眾的便利性有多麼幸福！

在一般情況下，醫師對病人的任務主要是診斷及醫療處置，深具同理心的醫師會與病人一起面對疾病的挑戰，第六章的女主角奧古絲特是藥物難治型額葉癲癇患者，她的發作形態非常容易造成傷害，甚至危及性命，家屬對於如何避免傷害傷透腦筋，歐蘇利文醫師發揮同理心，全程投入保護策略的擬定，這樣的態度是行醫最為溫馨感人的畫面！

癲癇是腦中神經細胞異常放電或興奮性增加引發的症狀，患者所面臨的議題及挑戰相當多元，包括腦部異常本身的神經失調、肢體障礙、記憶語言認知功能障礙，反覆發作的不適、非預期性猝死、藥物的副作用、學校或公共場所發作的心理壓力、在職場發作所面臨的工作保衛戰、駕照問題、遺傳性癲癇之生育問題、懷孕期間癲癇藥物對胎兒的影響、心理精神壓力或疾病、與癲癇共處的態度及社交問題、個人及家庭經濟負擔，甚至長照問題等等面向，因此需要家人親友社會的支持。本書的每個案例都各自有其醫療及社會層面的代表性，越多人閱讀這本書，我們的照顧及關懷體系就會更為完整，願您我攜手一起努力。

推薦序

了解大腦，認識癲癇

——社團法人台灣超越巔峰關懷癲癇聯盟理事長　曾幼玲

當看到前言指出「本書提及的所有人物都有癲癇症，但他們癲癇發作的經驗截然不同……」時，就激起了我閱讀的動力，接續看到目錄第二章〈愛麗絲夢遊仙境〉更燃起我的好奇心。猶記當年癲癇發作時，在前兆出現後（局部性癲癇發作一開始出現的任何短暫症狀），若放電繼續擴大，我就會失去意識，周遭的景物隨之改變，像夢遊仙境的愛麗絲般，來到一個似曾相似的環境，整個人陷入另一層面的思考「這裡是哪裡，我怎麼好像來過……」。

從本書的每一則故事中，作者歐蘇利文醫師與患者、家屬間的細膩互動，能讓更多癲癇朋友與家屬更能了解所需準備好的看診資料；作者以平易近人的文辭詳細說明每一位患者的檢查結果，也讓我更能了解癲癇的各種不同類型，及不同腦葉放電異常所可能產生的症狀與影響；從歐蘇利文醫師如何下診斷、安排適合檢查的敘述中，也讓我更了解每一種檢查的目的；從每一位患者所出現的非抽搐異常症狀，也可以讓更多人了解終極的疾病變色龍——癲癇的多種面向；從深入淺出的內容中，也能更清楚癲癇發作當下的正確處置。

癲癇症是神經內科門診常見的病症之一，原因有外在因素及自發性的。而癲癇發作的原因通常是因大腦皮質細胞不正常放電，所造成突發、短暫、可逆之神經系統症狀，這異常放電所帶來的腦內風暴，變化莫測，可大可小。只要腦部曾受過傷，如先天腦傷、產程不順、撞擊、中風、腦炎、缺氧……，再加上腦中癲癇閾值較低，就可能造成腦部不同部位異常放電，帶來極為不同的症狀。在我身上就有五種症狀，有單純性發作（發作當下仍有意識）、複雜型部分性發作、失神性發作、全身僵直陣攣發作，以及最危險的重積型發作。

就如第七章所敘述，一旦罹患腦部疾病，個性、智商、性情、自信全都岌岌可危。很多癲癇朋友因生理影響心理，再加上放電異常的影響，個性與性情都有很大的轉變。由於我放電異常部位在右顳葉，導致我的記憶力就像此章的主角雷般十分薄弱，課業成績、人際關係大受影響，自信心也因此深受打擊，併發了憂鬱症。

統計上來說，平均每一百就有一人，全球有五千萬人患有癲癇，當中有七成的病人可藉由抗癲癇藥物緩解，不過許多人必須終生服藥。而另外三成患者，儘管試過多種不同藥物，癲癇仍持續發作，乃屬頑性癲癇，手術常是藥物以外首要考慮的治療方式，另還有生酮飲食療法、神經調節技術。雖然我就是屬於藥物難以控制的三成患者之一，但是很幸運的，經過台北榮民總醫院癲癇醫療團隊縝密的術前評估，民國八十年我可以接受手術切除腦中的致癲癇病灶——右顳葉。我如同第四章的主角瑪雅一樣重獲新生，不必再忍受一個月最少四次的

無預期發作，如今我只需藉著低劑量單一藥物，生活作息正常，即可達到不發作的完美境界。

《腦內風暴》這本書的內容，不僅幫助我了解大腦構造，也讓我對各腦葉的功能有所認知，只要您也願意拿起它翻閱，相信您不僅能認識大腦深不可測的複雜世界，也能對癲癇症有進一步的見解。誠摯地希望《腦內風暴》這本書能解開許多人對癲癇的迷思與偏見，進而願意正視並敞開雙臂接納癲癇朋友。

目錄 CONTENT

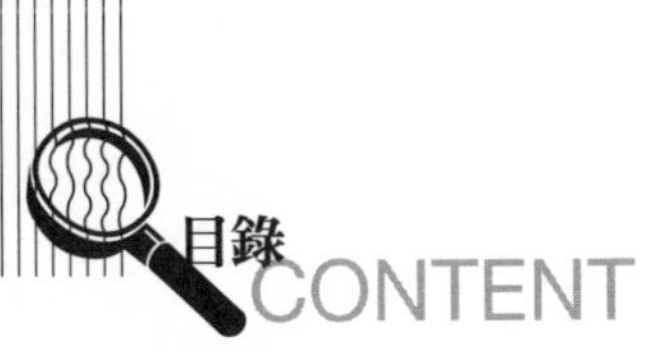

目錄 CONTENT

本書謹獻給艾斯林・凱拉姆（Aisling Kellam）與E.H.

擁有知識不會抹殺好奇心與神祕感，因為世上永遠不乏神祕事件。

——美國作家　阿內絲．尼恩（Anaïs Nin）

大腦

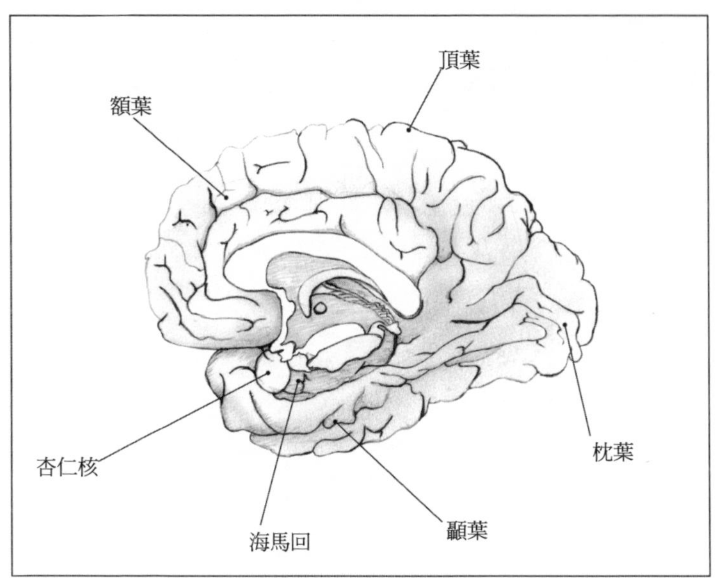

腦部中層剖面圖

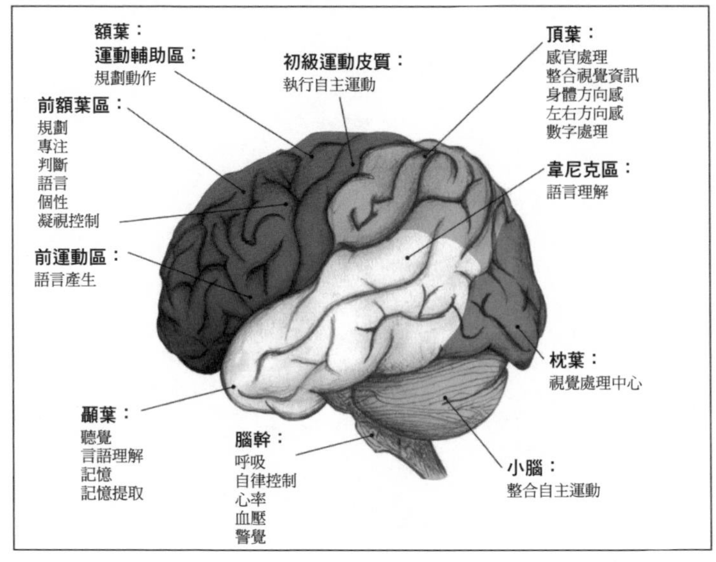

各腦葉功能圖

前言

大腦是由幾塊未探索的大陸與許多未知的領域組成的世界。

——病理學家暨神經學家　桑地牙哥・拉蒙卡哈（Santiago Ramón y Cajal, 1852-1934）

醫院裡有三名醫生，卻有超過五十名患者候診。我是最資淺的醫生，而資深主治醫生約翰則在我的隔壁診間。他比我多受了幾年的訓練，而經驗對醫生而言十分重要，因此他的知識遠勝於我。第三位醫生則是顧問醫生，是我們兩個人的主管。

一如往常，在有限時間裡要看診的病患太多，因此我們必須以超乎自信的速度看診。任何困難的問題，我都必須與約翰或顧問醫生討論，但當時的我認為好醫生就是看診迅速，且不打擾其他資深同僚，因此極力避免求助。

顧問醫生辦公室外的推車上積了一大疊患者病歷，所有焦急候診的人都看在眼裡。我從那一大落病歷的最上方拿了一本病歷進辦公室，所有人都轉頭看我。這本病歷只有幾頁，我鬆了一口氣。如果病歷很厚，表示有多年的病史需要了解，而且有某種可能無解的慢性問題。有太多神經病症無法治療或非常難治，因此病歷薄可能表示，這名病患在上次看診後，小病症就消失了。不過，我打開病歷一看便嘆了口氣。這個人之前只來過一次，那一次也是由我替他看診。當時我替他做的檢查結果都正常，表示我沒有找到問題的根源。這一次應該讓其他醫生替他看診比較好，也許他們會注意到我遺漏的地方。

根據病歷上我做的對話紀錄，這名患者表示他的右手臂有奇怪的感覺。我替他做了檢查，卻沒發現任何異狀。我懷疑這個問題可能是頸部神經受到壓迫所造成，因此請他去做神經電測，檢查手臂神經是否健全。檢查結果顯示，神經功能看來正常。我知道如果這個人第一次看診後症狀沒有改善，接下來我其實也不知道該怎麼辦。我唯一的希望就是，即使沒有我幫忙，他也自己復元了。我請他進診間。

「你好嗎？」我問。

「還是老樣子，」他告訴我，我聽了心裡一沉。

「好。呃……你能再跟我說明一次你的問題嗎？」

「我的右手前臂會起雞皮疙瘩，很明顯的雞皮疙瘩。就這樣。」

他雖然說得很簡單，但我對這個症狀卻束手無策。

「有任何麻痺感嗎？」我問。

「沒有。」

「除了起雞皮疙瘩，你的手臂感覺都正常？」

「大多時候感覺都正常，只有起雞皮疙瘩的時候除外。」

他將手掌張開又握拳，盯著出問題的手臂。我正在設法釐清問題，試著了解原因卻毫無頭緒。

「你的手掌或手臂會無力嗎？」

「不會……也許……不會。起雞皮疙瘩的時候感覺很怪，我猜想如果當時手裡拿著東西可能會掉。」

「你多久起一次雞皮疙瘩？」

「一天一次，只有一、兩分鐘。也可能兩次。」

這名男子年約三十多歲，看起來很健康，過去也沒有什麼病史。我好奇他為何會這麼擔心一天只持續一分鐘的症狀。他描述的症狀對我來說根本微不足道。

「嗯，好消息是檢查結果完全正常，」我對他說。「我想你沒什麼好擔心的。」

我加快這套安慰的說詞，希望他只是在無病呻吟。也許他只需要有人告訴他一切都正常。

「那到底是什麼問題？」

完了，他的語氣很焦慮。檢查結果正常對他來說並不是好消息，他希望有更好的解釋，但我說不出來。

「我想你描述的情況可能沒有明確的原因……但多數無法解釋的症狀放著不管也會自己消失。我的意思是，起雞皮疙瘩？是你辦公室的溫度造成的嗎？……空調的問題？」

我只是姑且一試，這點我們兩個人都心知肚明。

「我覺得妳沒搞懂，」他的音調高了一點，「這些雞皮疙瘩像蟻丘一樣長在我的皮膚上。這不正常……這……這是……不自然的。」

我在沒信心和覺得能力不足的時候很容易臉紅。此時，我感覺到自己從脖子到臉上慢慢漲紅，覺得連我的皮膚也開始起雞皮疙瘩。

「再讓我看一下你的手臂，」我提議，替自己爭取一點思考的時間。我請他坐上診療椅脫掉上衣，看著他的肌肉，似乎都很正常。我用反射鎚輕敲他的反射神經，反應也很正常。我用鈍頭針輕戳他的手臂，檢查他的感覺。正常。我檢查他的力氣，他的右手握力比左手弱，但我覺得那是因為他沒有真的用力。也許他想讓我發現異常。

「我想我沒辦法說明原因，」最後我說，一度覺得自己看到他翻白眼。我認為這表示我需要幫助。

「如果你不介意等一下，我得去找顧問醫師討論這個問題，」我對他說。

「謝謝，」他說，顯然鬆了一口氣。

就在我走向走道對面的老闆辦公室時，我退縮了。我不想因為有個人偶爾會起雞皮疙瘩，就去打擾他和詢問他的意見。

我輕輕敲了敲門，有人開了門。

「啊哈，問題來了，」約翰一面笑著說，一面叫我進去。他也來找顧問醫生討論某個病患的問題。

我和約翰的相處模式是他會嘲笑我犯的每個小錯，竭盡所能地提醒我犯過的這些錯誤，而我也會把握每個機會還以顏色。我們都喜歡對方，但競爭是醫療工作的一部分。任何錯誤，即使是可以理解的錯誤，都會被人牢牢記住。

我走進辦公室帶上門。

「我可以聽聽你對這個病例的看法嗎？」我指著手中的病歷問。

「外頭還有多少病患？」顧問醫生問。

我們都躲在各自的診間盡快看診，但不清楚其他人看了多少名病患。

「推車上還有一大堆病歷，」我告訴他，「可是能不能拜託您和我正在看的這名患者談談？我不知道該拿他怎麼辦。他的右手臂會起雞皮疙瘩，就這樣而已。我想可能是神經根病變。上次我請他去做神經傳導檢查，但結果正常。我是不是應該讓他做頸部掃描？我之所以不確定，是因為這顯然不是皮節的問題。檢查找不到異狀。」

皮節是神經系統眾多解剖構造之一，神經科醫生會透過皮節來確認患者的症狀是神經、脊椎和大腦網絡中的哪個部位出問題所造成。皮節會連結到特定脊椎神經根在皮膚上的神經分布區域。手臂的皮膚可以分為七個皮節。如果肩膀或手上某塊區域的某個皮節感覺異常，可能表示特定脊椎神經根有病變。我一直無法了解我這名病患的問題。他手臂上的異常感覺無法歸納至某個明確的皮節區，但我已經盡可能歸納出原因。我的調查都集中在脊椎神經根，推測他的頸部可能有某條神經受到壓迫。但檢查結果顯示我的推測錯誤。

「他上次來就診的時候，你有來找我討論嗎？」顧問醫生問。

「有。」

我在每家診所都會盡可能多看些病患，而且一遇到困難的病例便立刻與顧問醫生討論，以便他也有機會看看那些病患。至於情況比較單純的病例，則等到看診時間結束之後才討論。當然，這個制度表示顧問醫生得完全仰賴我的判斷，以及我提供給他的資訊品質。

顧問醫生、約翰和我一起走回我的診間。我覺得自己聽到候診室其他病患異口同聲嘆了一口氣。他們依舊看著那堆病例，等著輪到自己看診。等到發現我們三人都沒有拿起新的病歷，他們知道自己要被耽擱更久了。

顧問醫生向我的患者自我介紹。「我聽說你手臂有異樣感。如果你不介意的話，能向我再說明一次嗎？」

那個人並不介意。有個看起來更厲害的醫生來看他，他似乎放心了。

「我皮膚上會緩緩起一波雞皮疙瘩，然後又消失。」

他用手指出前臂有異狀的區域。

「這波雞皮疙瘩大概多久會消失？」

「我想大約一分鐘，可能還不到。感覺很不舒服，真的很糟糕。」

「每次感覺都一樣嗎？」

「對。」

「這隻手臂平常感覺怎麼樣？」

「不太對勁，我沒辦法說得很清楚。」

「但其他部位都正常？另一隻手臂？兩腳也是？沒有頭痛，或其他我應該知道的症狀？」

「沒有。」

顧問醫生拿出他的眼底鏡靠近病患，以便檢查他的眼底。然後他檢查了患者四肢的力氣和感覺。

「右手的力氣好像比左手弱一點？」他回頭對我說。

「我不確定，」我回答。

「白天晚上都會發生嗎？」顧問醫生問患者。

「任何時候都會發生。有時候是半夜醒來起雞皮疙瘩，有時候是走在街上的時候出現。每次都一模一樣，你知道是什麼原因造成的嗎？」

「沒辦法馬上確定，但我想我們必須安排一些精密檢查。這位醫生會替你安排做個腦部掃描，我們看看能不能找到答案，」顧問醫生朝我的方向點個頭，然後又轉身安慰那名病患一番，向他保證我們很快會跟他聯絡。等他走出診間後，他用只有我聽得到的音量悄悄對我說：「小姑娘，妳好像檢查錯地方了！」

一星期後，大腦核磁共振造影（MRI）檢查的結果出爐。顳葉是大腦的一部分，大約在耳朵的高度由前而後沿著頭部兩側分布。這名患者的左顳葉長了一顆腦瘤。這顆腫瘤還很小，因此不會造成頭痛，但會刺激周遭的皮質，也就是形成大腦表面區域的灰質。大腦皮質具有感電性。這顆腫瘤干擾了皮質，造成一波波不必要的電流活動。這些自主性腦內風暴就是癲癇發作。而這些癲癇唯一的外在表現就是立毛，也就是雞皮疙瘩。

我看漏了一顆腦瘤，原因在於我犯了兩個錯誤。首先，我沒有好好聽患者說話。患者對醫生的自述，通常就包含了診斷的依據。而診斷主要仰賴的是醫生理解患者敘述中各項細節的能力。我的病患向我描述手臂的異樣感時，我以為他是在告訴我一種感覺紊亂，主要是因為連結大腦的神經傳導路線出問題所造成。但雞皮疙瘩嚴格來說並非感覺紊亂，也並非由感覺神經系統掌管，而是一種自主現象，屬於逃跑或戰鬥反應，是恐懼及激動的具體表現之一。自主神經系統與感受疼痛或碰觸的神經叢截然不同。身為神經內科醫生就像在當偵探。你要找出神經問題的肇因，必須先釐清問題模式，再從正確的人體構造區域下手尋找原因。你必須解讀線索，並追循線索。由於我誤判了線索，因此也跟著錯誤的解讀找錯了地方。

我犯的第二個錯就是低估腦部病變的廣度。我沒有替患者做腦部斷層掃描，因為我忘了大腦是多麼詭譎難料的器官，還有腦部病變的表現有多麼複雜多變。人們往往只在遇到最明顯的症狀時才會聯想到大腦病變，像是麻痺、記憶喪失、頭痛、暈眩、昏倒等等。但大腦與全身每個器官的功能都有關聯，包括每條肌肉的運動（自主或非自主）、每個微小腺體、每個毛囊。因此一旦大腦出差錯，可以合理推論身體的任何部位都可能出問題，而且不一定是大問題，也可能是小問題。腦部病變可能造成麻痺等明顯症狀，也可能導致微小的功能喪失。以我的患者來說，由於腦部病灶太小，因此只刺激到自律神經控制的中心，其他功能不受影響。於是，這顆腦瘤唯一的症狀就是起雞皮疙瘩。

身為醫生，診斷錯誤絕對是一件糟糕的事情。但我安慰自己，在一九八〇年代我開始攻讀醫學學位時，這個人的腫瘤小到以當時的科技根本無法測得。我現有的神經學書籍索引中，也沒有列入雞皮疙瘩這個症狀。有很長一段時間，臨床神經醫學都因為大腦難以探究而受到局限。診斷都是憑經驗和知識做出的推測，完全無法搜集證據證明神經內科醫生的推斷是對是錯。很多人都不知道，雖然科技已有長足進展，但腦神經醫學目前的情況仍一如往昔。大腦，也就是我們之所以為人類的特徵，仍是一大片未知的領域，而腦神經醫學仍是所有醫學專科中最複雜又神祕的科目。

大腦對科學界造成的挑戰，始終高於其他任何器官。心臟會跳動，肺臟會擴張和收縮，但沒有任何表面線索可供我們了解大腦如何運作。封閉在頭骨中的大腦極難觸及。即使突破這層屏障，還是無從得知大腦各部位的功能。大腦主管最複雜的活動，但肉眼始終無法看見。

早在十八世紀就已經有腦部粗略解剖的詳細繪圖，當然，所有繪圖都是在驗屍時畫下。解剖學家將人腦分為腦幹、小腦和大腦。大腦包含四個腦葉：額葉、顳葉、頂葉和枕葉。科學家只能猜測這些構造的特定功能，或甚至這些構造是否有特定功能。

科學家觀察到手部與足部各有特定形狀以配合其功能，因此推測腦部的形狀也會配合其功能。大腦檢查顯示，每個人大腦表面的腦回（gyri）與腦溝（sulci）都十分相似。由於大腦是「軟的」而腦幹是「硬的」，因此科學家推測前者負責感知，後者則負責運動功能，且腦部各區域可能具有預設的功能。但這一切都是推測。除了等待有人腦部受傷或生病並觀察結果，根本沒有其他方法可以驗證上述推論。

腦神經科學的許多早期重大發現都要歸功於個人，有時是醫生，有時是患者。而在所有患者中又以費尼斯．蓋吉（Phineas Gage）最為著名，他讓我們以最懵懂無知的狀態展開大腦研究。

一八四八年，鐵路工人蓋吉在一場爆炸中受傷。一根被炸飛的填炮鐵棍刺穿他的頭骨，破壞了他的左額葉。這場意外導致蓋吉的個性從沉著變為躁進。這是第一個線索，讓人類明白額葉在我們生活中扮演的角色。透過蓋吉意外造成的額葉切除術，科學界首次推測額葉對個性具有重要影響。

有很長一段時間，戰傷、自殺、意外及中風是神經內科醫生唯一的調查工具。醫生從傷者與垂死者身上學習。起初這只是極為隨機的知識取得方法，但隨著臨床解剖方法的發展，研究方法也漸漸變得更有條理，成為一種勾勒神經疾病典型特徵的系統性方法。神經內科醫生在患者生前替他們做檢查，持續追蹤直到患者死亡，然後驗證臨床數據與驗屍解剖結果的關聯。醫生透過比較許多患者，學會了區分脊椎病變與腦部病變的臨床特徵，或區別神經病

變與肌肉病變造成的四肢無力差異。重要臨床指標已經確立。刮腳底若腳拇趾上翹，表示有腦部或脊椎病變。輕敲反射神經點卻無反射反應，則表示周邊神經可能出了問題。

臨床解剖方法就是我們如今所知的神經醫學的開端。神經內科醫生透過這個方法學會仔細搜尋臨床病徵來辨別疾病。這套方法教會我們將特定的失能情況連結至腦部解剖位置。但仰賴意外與驗屍結果建立的系統永遠無法提供所有答案，我們還是需要能夠了解活人腦部的契機。十九世紀末這個機會以意料之外的方式出現，但那並非創新技術或任何新事物，而是很古老的東西——癲癇症。

癲癇是公元前四百年由希波克拉底提出的腦部疾病。但人們過了千年才完全接受這個疾病，甚至過了更久才了解癲癇發作的原理。不過了解相關原理後，人類便能迅速透過癲癇症提供的特殊腦部課程了解大腦。

至於癲癇症為何成為最重要的腦部研究工具，則要從一位有「青蛙跳舞大師」暱稱的義大利科學家說起。十八世紀時，路易斯．伽伐尼（Luis Galvani）說明了生物細胞具有電性。他利用電能刺激青蛙腿部讓肌肉收縮。這便是神經、肌肉及腦部電信號及模式的研究開端。

一百年後，神經內科醫生約翰．修林斯．傑克森（John Hughlings Jackson）觀察同僚刺激猴子大腦皮質（腦部外層）的實驗。修林斯．傑克森是一名醫生，習慣透過仔細觀察來學習。這個動物實驗讓他腦中靈光一閃，想到了癲癇發作。他在評估癲癇發作患者時發現，肌肉痙攣往往是系統性擴散至全身，先從某處開始，然後傳至另一處。他觀察動物實驗時，也發現了類似的症狀行進模式。修林斯．傑克森因此判定，癲癇是因為一股突然失控的力量在腦部擴散所造成。他後來進一步解釋這個觀點，表示這股擴散的力量就是一種放電。他認為這種放電是從大腦皮質開始，經由細胞間的連結擴散，這個觀點的確正確。至於隨著放電進行而產生的症狀，則視受影響的腦細胞所具有的功能而定。假設腦部不同部位代表身體不同部位，且每個人腦部排列都極為相似，則上述理論的確無誤。

癲癇發作於是成為一種症狀，而非疾病。每一次發作的表徵，都代表腦部被不正常放電侵襲的部位。若放電影響的是推論為控制右臉的區域，則會導致右臉抽搐。若放電接著擴散到控制右手的腦部區域，則抽搐便會跟著擴散到右手。因此觀察患者癲癇發作，就像參加了一場大腦解剖構造之旅。

這個理論讓神經內科醫生與神經外科醫生得以聯手釐清腦部病灶與癲癇發作症狀的關係。例如，若患者癲癇發作導致手臂抽搐，外科手術發現該患者的額葉有一顆腫瘤，則可以合理推斷腫瘤所在的大腦部位，想必對該手臂的活動控制具有某種重要性。醫生追蹤癲癇發作的根源部位，再據此外推該部位的腦功能，藉由比較患者的差異而建立基本雛形，將症狀與腦部區域做連結。

當然，這個方法和臨床解剖法都有類似的限制，主要都是要碰運氣。此外，若外科醫生打開顱骨後沒有立刻看到問題的根源，也無從得知該從腦部的哪個區域下手尋找。因此還是需要有方法讓我們探索正常腦部，而癲癇也提供了這種方法。癲癇發作具有獨特的特徵，因此是格外有用的腦部探測工具。人類可以利用神經刺激法，以人工的方式重現癲癇發作。

自十九世紀末起，科學家便利用電流刺激動物腦部，這個方法對動物並未造成明顯的傷害。而麻醉藥與抗生素問世，表示這個方法也可以用在人體。大腦本身並無感覺受器，因此不論是觸摸、切割或刺激，都不會引起疼痛。外科醫生利用局部麻醉可以在患者意識清醒的情況下打開患者顱骨，接著以電流刺激大腦皮質。由於患者的意識完全清醒，因此可以回報每一種大腦皮質刺激帶來的感覺。在動物實驗中，研究人員只能觀察動物的反應，但人類可以描述自己的感覺。有些腦部刺激會造成運動，有些刺激則會導致感覺錯亂、幻覺、記憶重現，或情緒擾動。

多數接受手術的患者都有癲癇症。藉由測試腦部不同區域，外科醫生可以試著重現他們的症狀，找出癲癇發作的根源。例如，若患者在癲癇發作之初會出現幻嗅，外科醫生便會刺激不同大腦皮質區域，直到患者回報聞到那個氣味。若成功重現幻嗅，便可以認定已找到癲癇發作的根源，也可以假定該區域一定對一般嗅覺處理具有某種重要性。但科學家不只是利用這個方法來尋找病狀，也開始有系統地運用這個方法來研究健康腦組織的功能。外科醫生系統性地刺激大腦皮質的不同區域並記錄結果，藉此進一步了解大腦皮質各區域的功能。科學家不再完全仰賴隨機的受傷與疾病來獲得新發現。神經刺激讓他們能勾勒出更精確的腦部功能圖。

現在快轉到我早期受訓的時候。雖然經過了一個世紀，神經科學的診斷仍全憑醫師的臨床經驗。一九七〇年代有一項重大發明問世，就是電腦斷層掃描，讓我們首度得以一窺活體器官的內部，也讓某些患者有機會在更初期確認臨床診斷。這項技術可以偵測出我們以前看不到的腫瘤和中風，但依舊有其限制；還是有許多病狀無法透過電腦斷層掃描測得。我們距離揭開腦部謎團還有一大段距離。神經內科醫生的推論能力和解讀患者自述內容的能力，依舊十分重要。他們憑藉著自己對神經解剖學與腦部圖的知識做出診斷，醫學檢查大多只是輔助。

一九九〇年代中期，多數醫院採用核磁共振造影掃描技術時，我已經是個正在接受神經醫學訓練的菜鳥醫生。核磁共振造影能顯示腦部驚人的細節，而且不像電腦斷層掃描每次檢查前，患者都必須施用放射性顯影劑。這表示同一人定期接受核磁共振檢查也很安全。即使是兒童脆弱、發育中的腦部也能接受這種造影檢查，而不必擔心後果。核磁共振造影可以用來尋找病狀，但也可用於追蹤腦部的正常發育變化。

雖然電腦斷層掃描與核磁共振造影都是重大的醫療發展，但必須了解這兩者仍舊只是影像，也就是照片，雖然能顯示生理構造，卻無從顯示腦部功能。盯著核磁共振掃描影像想從中了解腦部如何運作，就像盯著電腦電路想知道電腦如何處理資訊。清醒與睡著時複雜的腦部活動，兩者的核磁共振影像看來卻別無二致。直到二十一世紀新造影技術問世，才讓我們得以同時探究腦部的**功能**及結構，但依舊沒有科技能預測或解釋智能、天分、同情心或幽默感。醫生無法透過掃描得知患者的感受。我們雖然可以透過解剖學了解周邊神經系統，知道

哪條神經通往哪條肌肉或器官，但密緻的大腦並沒有那麼容易解構。科技雖然有幫助，但臨床評估仍勝於任何檢查結果。

我在一九九一年通過醫生資格考，並於二〇〇四年成為神經科的專家。而我受訓的那段期間，正好也是神經科學領域的重要時期。除了造影技術的精確度提高，讓人更了解腦部不同區域如何協同運作，遺傳領域也有許多重要的發現，不但讓我們進一步了解神經方面的疾病，以及神經系統的正常運作，也讓我們有機會透過單次抽血檢驗做出某些診斷。但這些進展對於腦部疾病患者命運的助益，並不如人們想像的大。新療法的開發速度並未追上知識的進步。我們依舊不知道多數腦部疾病的成因，也不清楚該如何扭轉病因。以腦部而言，未知領域依舊遠大於已知的部分。人格如何判定？資訊如何處理？在我們還在嘗試了解腦部的基本生理學之際，實在很難解讀及治療腦部疾病。

§

我從來沒有懷疑過要以神經學為專業。神經系統既美麗又複雜。微小的神經分布在四肢各處，穿過脊椎，最後透過數十億個宛如長細線的軸突與腦部通訊。神經在某些地方接合，在某些地方分離，全都出於精心設計。每條神經都負責傳導特定訊息，通過自己預定的路線。錯綜複雜的神經讓我們以高度精密的方式運作。然而一旦出了問題，這個複雜度也表示神經疾病往往以幾乎無限種的方式呈現症狀。脊椎、腦幹或腦部中的微小腫瘤不論是再往右或往左一公分，都會造成完全不同的情況。

醫科生通常覺得神經學非常可怕。走進檢查室如果發現患者的症狀是體重減輕、手部肌肉無力和眼瞼下垂，一般醫科生通常會不知所措。但同樣的問題對於已深諳神經系統構造的菜鳥神經科醫生而言，則是易如反掌。他們知道在肩胛區和肺尖有一個神經叢，其中包含幾條通往手臂的神經與一條最終通往眼睛的神經。長在肺葉尖端的癌瘤可能會侵犯該神經叢，導致手部及眼瞼無力。追蹤這些徵兆和症狀的挑戰，正是吸引許多神經內科醫生投身這個專科的主因。身為一名醫科生，我和其他人一樣認為這個過程令人卻步，但也滿心好奇想知道如何追蹤。

如今我已是癲癇領域的神經內科顧問醫生。二十一世紀的許多新工具讓我得以探究患者的腦部功能，但神經科的看診技巧依舊不變。我如今的做法與前輩別無二致，依舊是根據患者自述的症狀推論，做出診斷。我根據他們描述的感受鎖定腦部特定區域，解讀患者的自述症狀。前輩繪製的腦部圖和現代科技已大幅提升這個過程的準確度，但許多患者的問題仍超出現有知識的理解範圍。我們還在不斷學習。腦部疾病的症狀有無限的可能性，因此尋找答案成為永無止境的過程。腦部疾病的範圍和影響，就像健康腦部的範圍一樣廣泛。

神經科的診斷就像拼圖，但你手上鮮少握有所有的拼圖片。如果是百片拼圖，你可能只有其中十片，必須單憑有限的線索推測出拼圖的全貌。即使時至今日，依舊沒有人知道腦部完整圖會是什麼模樣，有太多謎題根本無法完全解開。

雞皮疙瘩絕對不是我遇過最困難的臨床病例，那只是開端。我將在本書分享其他測試我的知識（而且往往挑戰到極限）的奇異故事：壓力沉重的校工出現童話故事場景的幻覺、不停跌倒的芭蕾舞者、對愛人失去信任的粉領族、不斷逃跑的女孩。聖女貞德與夢遊仙境的愛麗絲也一起參與演出，還有一些極為勇敢的人為了治癒某種你即使和他們面對面可能也不會發現的失能狀態，接受了激進的腦部手術。我會說明先進醫學如何與舊式醫學並存，且至今仍完全仰賴舊式醫學。本書提及的所有人物都有癲癇症，但他們癲癇發作的經驗截然不同。癲癇症提供了一些史上最深入大腦的知識，書中人物將說明這個過程與原因。

本書談的是腦部、癲癇與人性，描述的是擁有獨特失能狀況的人所具有的驚人力量與聰明才智。醫生總是能從患者身上學到東西。我相信本書提到的患者也能讓我們所有人受惠良多。

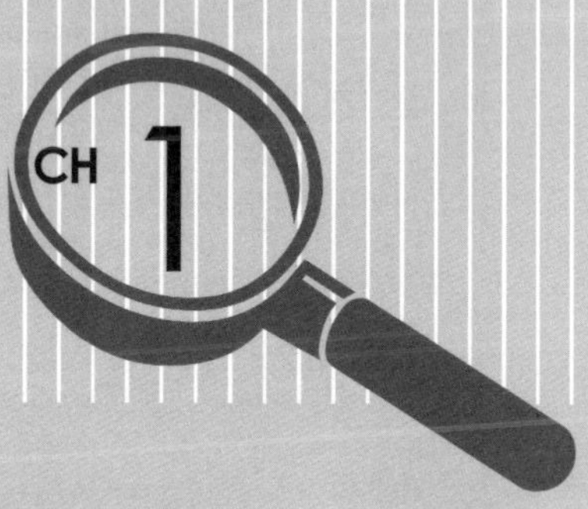

彷如中邪

我要談的是這個名為「神聖」的疾病。
但依我之見，這個疾病並不比其他疾病超凡或神聖，
而是有自然的成因，由於人們對這個疾病一無所知，
對其獨特的病徵感到驚奇，
才會將之視為神聖。
——《論神聖疾病》，希波克拉底，公元前四百年

我走進候診室叫喚患者瓦希德，候診室的一角隨即出現一陣騷動：忙著蓋回咖啡杯蓋，收拾外套和包包。我開著門靜靜等著，一對男女朝我走來，但才走沒幾步，男子又轉身跑回座位拿他遺忘的手套，女子則在原地等他。後方背景的櫃台人員隔空對我笑了笑。

「我準時叫你的名字反而讓你很意外！」等這對夫妻終於走進診間，我說了這句玩笑話，但我的幽默絲毫無法抹去他們煩惱的表情。

「我可以跟他一起進來嗎？我是他太太，」女子說。

「當然，」我說。「對了，我是歐蘇利文醫生。」

在我們所有人坐下之前，又先簡單上演了一場包包與椅子之舞。瓦希德薄薄的病歷躺在我和他們之間的桌面上，裡頭還夾了一封信，上頭只寫著：**請看看這名男子，他從十二歲起晚上就會被奇怪的發作驚醒**。我看著坐在正對面的那名男子，從外表看來他很健康，年輕、高大、健壯、衣著整齊。我看了一下他的出生日期，二十五歲。他雖然長年受到某種因素困擾，但這點並未影響他的外表。

「嗯，瓦希德，你的醫生跟我說你晚上會被某種奇怪的發作驚醒，」我將病歷翻到空白頁，準備記錄患者所說的一切。「在我們進入正題之前，請你先告訴我你的年齡和慣用手是哪一隻。」

每個問題都很重要。對醫生而言，患者是陌生人。一開始我對他們的作答方式及答案本身都同樣感興趣。

「他今年二十五歲，是右撇子，」瓦希德的太太說。

「你已經就業，還是仍在學中？」我問。

他們用我無法辨別的語言低聲交談了一會兒。

「噓，」他太太說完轉頭對我說：「他還在念大學。」

「你主修什麼？」

他們又開始半低聲交談，我不禁打斷他們：「你會說英語嗎？」

轉介信上並沒有提到患者不懂英語，但似乎有必要確認。

「他英文說得很溜……只是他壓根不想來這裡，」她一面說，一面舉起手阻止她先生說話，因為他看起來似乎準備要提出抗議。

「據我了解，你從小就有這個問題了。為什麼過這麼久才想到要來看診？」我從看到那封轉介信就開始好奇這點了。我對著瓦希德提問，試著強迫他自己回答。

「是我，」他太太疲憊地說，「我逼他來的。」

「希望我這麼說能有一點幫助，我不會強迫你做任何你不想做的事，」我向他保證。在神經科，能百分之百確定的事情比其他科別來得少。多數的會診都是一種合作，有時則是協商。「我們從頭說起，看看如果有必要的話能做些什麼。所以……這件事……」我遲疑了一下，思索該如何指稱這些神祕卻又沒有紀錄的事件。「這件事在晚上發生——你記得第一次發生的經過嗎？」

患者接受問話時，通常會描述他們看診當天、前一天或情況最嚴重的那一天，也就是最痛苦時的症狀。醫生必須知道這些細節，但就像任何故事，如果不知道來龍去脈，可能會被結局誤導。第一個症狀就是第一片拼圖。

「我的確記得第一次發作的情形。」瓦希德終於開口了。他的口音和他太太不同。她是東倫敦口音。他告訴我這個問題早在他與家人住在他的出生地索馬利亞時就已經發生。

「當時我十二歲……」瓦希德開始說。

當時是晚上，瓦希德和兩個弟弟共用一個房間，他已經在房裡睡著。他的爸媽則睡在隔壁房間。突然間瓦希德醒了過來，在床上坐起來，發現兩個弟弟直盯著他看。瓦希德還沒搞清楚發生什麼事，他的爸媽已經衝進房裡。顯然是兩個弟弟大叫吵醒了他們。瓦希德只依稀察覺有很多噪音和騷動，但說不出個所以然。

「怎麼了？」瓦希德的父親打開他們房間的電燈問兩個小男孩。

瓦希德的弟弟似乎無法說明他們在怕什麼，只能啞啞地胡說一通。瓦希德顯然吵醒了他們，但兩個小男孩年紀都太小，沒辦法說清楚他到底做了什麼。瓦希德也幫不上忙。他根本一頭霧水，只知道發生了怪事，但無法解釋，因此他只告訴他爸媽不知道兩個弟弟為何大叫。

「你爸媽進房間的時候，你知道自己意識清楚嗎？」

「我當時很正常。就是因為這樣，我才以為他們全都瘋了。」

他爸媽看到三個兒子顯然都沒事，只把他們罵了一頓，怪他們吵醒全家，然後便叫大家回去睡覺。

三十分鐘後，同樣的叫聲再度讓他的爸媽衝進房裡，結果也和上次一樣。這次兩個弟弟說瓦希德看起來似乎很害怕，一直指著房間某個角落。他們以為他看到那裡有東西，但他們不知道是什麼。瓦希德否認。他父親將房間匆匆掃視一圈，試著了解是什麼東西嚇到他的孩子。最後男孩們又被罵了一頓，還被告誡如果不乖乖回去睡覺就要接受處罰。接下來大家平靜度過這一夜。

隔天早上大家忙著上班上學，沒人再針對這件事多說什麼。事實上，這件事已經被大家完全遺忘，直到整整兩週後情況重演，而且和第一次完全相同。男孩們上床睡覺一小時後，在廚房的爸媽看到最小的兒子小跑步進來說瓦希德又吵醒他們了。這對兄弟聽到瓦希德咕噥一聲，發現他坐在床上指著牆。但大家問瓦希德時，他依舊否認有任何異常。他爸媽不知該如何是好，只好告誡三個男孩晚上不准再下床，就這樣不了了之。

接下來四個月裡，瓦希德的弟弟不時抱怨瓦希德晚上常常發出咕噥聲，像殭屍一般指著東西。他爸媽質問瓦希德這件事時，他開始生氣了。

「就算不是我的錯，每次都還是我倒楣，」瓦希德對我說。

他母親開始擔心，因此帶他去看醫生。醫生檢查發現瓦希德很健康，因此認為他只是做惡夢，並對他的飲食和睡眠習慣提出一些建議。瓦希德的母親根據醫生的建議做了調整，但一點用也沒有。情況只是更為惡化，開始每週都發生。

最後他爸媽決定晚上讓男孩們分開睡。瓦希德的父親搬進兒童房睡，而瓦希德則搬去和他母親同睡。第三個晚上，他母親被某個聲音吵醒，發現床鋪輕輕晃動。她轉身發現她的大兒子筆直坐著向左回頭看，左手臂伸直，食指指著牆上某個點。她母親覺得他看起來很害怕，但她看了看牆壁卻沒發現任何東西。等到她回頭看兒子，發現他已經整個人放鬆坐著，表情也很正常。她問他是不是在房間裡看到了什麼，但他說沒有。

「那你在指什麼？」她問。

「我不知道，」他回答。

「你知道自己正在指東西嗎？」

「我不確定，」他說。

「你一定知道自己在指什麼吧？」

「不知道。」

當週這種情況又發生了兩次。瓦希德吵醒了她母親。她決定再去找一次醫生，但醫生依舊堅持瓦希德只是做惡夢。等到這家人都不願接受這個診斷結果，醫生又改口說瓦希德只是想引人注意。他的父母覺得很挫折。他們再度改變瓦希德的飲食內容，調整他的用餐時間，要他提早上床睡覺，但這些方法都無效。後來他們還問校方瓦希德是不是在學校遭遇困難，

但校方並沒發現任何問題。

他父母在無助的情況下決定求助傳統巫醫。

他們向這位巫醫詳細說明情況，包括半夜驚醒、手指著房間角落盯著看，然後否認有這些舉動。

「他指的是哪一面牆？」巫醫問。

「我想是面北的牆，」他父親說。

「面北朝向安華的家？」

「的確是。」

巫醫說他知道問題的根源了。

「這種情形我以前見過！」他告訴他們。「我知道這種情況！」

他的說法對這家人來說頗有道理。瓦希德被幽靈纏上。這個幽靈故意半夜叫醒他，意圖擾亂這家人。巫醫推測瓦希德被幽靈纏上，只要幽靈現身，他就被迫要死命盯著房裡的幽靈。瓦希德用手指出幽靈的位置，試著要警告其他人他看到的東西。而幽靈出現的頻率提高，表示瓦希德有訊息還沒傳達或了解。

「什麼訊息？」他爸媽問。

「這個幽靈似乎很不滿，」巫醫用極為不祥的語調說。「我想應該就是他的祖父安華本尊。」

瓦希德的祖父在五年前過世。大家都知道瓦希德的家族為了祖父部分土地的所有權爆發糾紛，他父親與叔伯們都想分一杯羹。身為家中長子，瓦希德的父親取得了土地所有權，但他的弟弟認為應該所有兄弟平分才公平。巫醫深信這個衝突就是導致幽靈現身的原因。瓦希德責難的手指大致指向那塊有爭議的土地，更加深了巫醫的信念。而且瓦希德也是家中長子，他父親惡意侵占的土地最後一定會由他繼承。巫醫的解釋正好說中這家人的恐懼與罪惡感，因此當下輕易就被他們接受。巫醫建議他們將部分土地分給原本想要這塊地的那位弟弟。如果他們照做就能修正錯誤，撫慰怨靈。他們家起初不願意，後來還是照巫醫的建議做了。但依舊沒有效果，瓦希德的情況還是沒有好轉。

巫醫得知自已的治療失敗後，找來當地牧師尋求建議。他們一致認為他們分出去的土地太少，祖父一定因此怒氣未消，所以顯然需要更多補償。他們建議進一步捐獻。這一次他們捐了一隻活羊給教會，也捐了一隻給巫醫。瓦希德的症狀依舊沒有改善。

兩年過去，情況依舊沒有改善。瓦希德的家人遵照巫醫與牧師的指示，用當地植物做成各種草藥給瓦希德服用，也向指定的神明祈禱，殺雞獻祭，每一次都完全照著指示做，但一點用也沒有。這家人直到再也無法負擔任何治療，也沒有其他方法可試，才終於放棄，接受瓦希德必須這樣子過活。

瓦希德持續發作，但他和弟弟們學會了無視這些現象。等到他二十一歲時，他每天晚上都醒來三次。他接受這就是他生活的一部分。由於他只在夜間發作，因此全家人很容易忽略這件事。白天他都很正常。如果不是瓦希德的生活經歷了重大改變，根本不會知道情況會如何演變。瓦希德在索馬利亞主修經濟學，二十三歲時在倫敦的一所大學拿到碩士學位。他在倫敦時與叔叔同住，叔叔的孩子都已經長大成人搬出去了。

搬到新國度需要大幅度調整生活，但他適應了。他喜歡在英格蘭的生活，只除了天氣和離家人與朋友太遠。不過他在大學及透過地方社群交到了新朋友。這位讓他生活產生劇變的朋友就是賽爾瑪。

賽爾瑪一直住在倫敦，是醫院的櫃台人員。瓦希德一開始是因為他叔叔邀請賽爾瑪和她父母一起用餐，他們兩人才初次見面。賽爾瑪一家人和瓦希德是同鄉。他們很快就喜歡上對方。雙方家長都樂見其成，在家人的認同下，他們十個月後就訂婚了。

瓦希德在與賽爾瑪結婚同住之前，每晚都單獨睡在他堂兄倫敦的舊房間裡。新家並沒有人知道他晚上的情況。瓦希德並非有意隱瞞，只是他認為這件事不重要，因此沒有告訴賽爾瑪。等到這對夫妻第一晚一起過夜時，賽爾瑪才知道這件事。

當時賽爾瑪並未完全睡著，她感覺到她的新婚丈夫突然在她身旁坐直起來。她感覺到他起身，但並沒有轉身看他。由於這是他們的初夜，她以為他一定是因為緊張才睡不好。瓦希德並未多做解釋，她也沒問。但隔天晚上同樣的情況又發生，第三晚又再度重演，於是她開始擔心。她試著問瓦希德是什麼問題，但他告訴她沒什麼。然而隨著發生頻率增加，賽爾瑪開始逼他討論，但瓦希德很不想談這件事。在她的堅持下，他才終於將事情的來龍去脈說清楚。她聽到傳統巫醫的說法完全無法接受，對她的新婚丈夫說如果他真的相信鬼魂怨靈之說，那他一定是個蠢蛋。

「他知道我的想法後又改口，」她對我說，「但他還是不願意看醫生。」事實上，幾個月後他才終於同意和他的家庭醫生討論這個問題。又過了幾週，我們才見面。

「這毛病已經跟了我一輩子了，沒事啦，」瓦希德挫折地舉起雙手投降。

「有時候一晚發生四次，」賽爾瑪說完轉頭對她丈夫說，「這根本不正常，我只想知道到底是什麼問題。」

「你知道有這種事情發生嗎，瓦希德？」我問。

「知道，我知道我一直是這樣，可是我停不下來。」

「那是什麼感覺？」我問。

「沒辦法呼吸，像是喉嚨逐漸閉鎖，而且全身僵硬。」

「那你知道周遭的情況嗎？如果你太太跟你說話，你能聽到她說話嗎？」

「我聽得到她說話，但是要等到發作結束才能回答。」

「你會怕嗎？」

「怕？」他思索了一下說：「也許吧，但主要是痛。」

「痛？」

「對，我的肌肉很痛。」

「我有錄下來，如果有幫助的話，」賽爾瑪說完從她的皮包裡拿出手機。

「好極了。」

賽爾瑪和瓦希德的描述很明確，因此我對這些怪異事件已經有很清楚的了解。但有錄影畫面總是更好，因為目擊證人的說法極不可靠。不論是車禍、犯罪或醫療緊急事件，旁觀者的說詞往往漏洞百出。我們的大腦比任何超級電腦都來得精密，但不會像電腦一樣以可靠及可複製的方式記錄事件。人們會根據自己的期望想像出自己沒有看到的事情，也會因此遺漏其他細節。當我們聚焦在某件事上，我們的大腦很容易悄悄過濾掉其他次要事物的細節。等事過境遷後再接受質問，甚至是質問的方法都可能影響答案。

賽爾瑪按下手機播放鍵後遞給我，影片開始播放，我可以看到瓦希德躺在床上，房間燈火通明。他全身用羽絨被包得緊緊的，只露出頭部。

「快開始了，你可以很清楚看到他的情況，」賽爾瑪說。她話還沒說完，我就看到影片中的瓦希德在床上坐起來，動作非常急促，看起來像是受到驚嚇。我繼續觀看影片，仔細聽聲音。和我們坐在一起的瓦希德動了動，看向另一邊，不願意看手機。

「他不想看影片，」賽爾瑪解釋。「他不想讓我錄影。」

我調高手機的音量，聽到一個獨特的吞嚥聲，然後是一聲咕噥。就是這個聲音吵醒他的弟弟。坐在對面的瓦希德用手摀著耳朵。螢幕上的瓦希德又發出一個聲音，是微弱的喉音。

畫面雖然模糊，但我想我可以看到瓦希德不斷吞嚥。他的雙眼已經完全睜開，眼珠開始轉動，漸漸看向一邊，像極了他正看著某樣東西緩緩在房間內移動。他的眼珠持續轉動，直到完全看向左邊才停止，只剩下眼白清晰可見。接著他的頭跟著轉向同一邊，直到脖子轉到極限，無法再向左轉為止。在他轉頭的同時，他也伸長了手臂向上舉，直到手臂與身體垂直。他的食指嚴肅地指著某物，就像其他人向我描述的那樣。看起來的確就像他看到什麼其他人都看不見的東西。

「做得好，連開頭都有錄到，」我對賽爾瑪說。

多數詭異發作的錄影都是從中間開始錄。目擊證人很難從最初第一秒開始錄。

「很簡單。他上床睡覺後兩小時內就會發作。我只要等著就好，燈也沒關，」賽爾瑪對我說。

「發作的時候，你是清醒的嗎？」我問瓦希德。

「夠清醒。我不能說話，但我知道賽爾瑪正在拍我。」

瓦希德說話時，眼睛還是不看賽爾瑪和我。

「妳知道是什麼問題嗎？」賽爾瑪問。

我的確知道。多數醫療診斷都是在聽到熟悉情節時做出判斷。我以前就聽過與瓦希德的經歷類似的情節，也看過像這樣的影片，而且看過很多，都是短暫的發作，會導致一個人每晚醒來數次。每次發作情況都一樣，頭部強迫轉動，一手手臂僵直，吞嚥，哽塞。

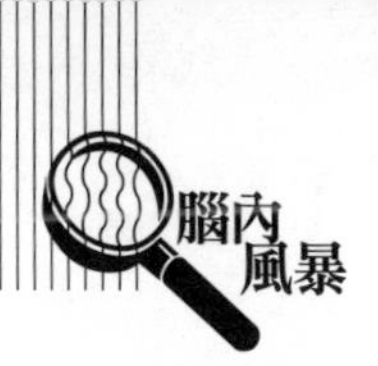

我懷疑他們是否早已知道我要說什麼。

「我不知道你們之前有沒有聽過，但從你們告訴我的一切，以及我從這支影片中所看到的，全都顯示你有可能患有癲癇，」我對瓦希德說。

他並沒有立刻反應。賽爾瑪的手機放在我面前的桌面上，螢幕上的瓦希德靜止不動。過了一會兒，他伸手過去將手機翻成背面朝上。

「我不想看到那個，」他說。

「癲癇？」賽爾瑪說。

瓦希德和賽爾瑪面面相覷，兩個人都不相信。他們用自己的母語急切地交談，兩人多次提到癲癇這個詞。

「但他從來沒有癲癇發作過，」賽爾瑪反駁。

「我要說的是，我很確定這些發作其實就是癲癇發作，」我指著手機。

「這些事件只在他睡著的時候發生。我跟我同醫院的醫生說過這件事，他們懷疑是不是某種夢遊症，」賽爾瑪對我說。

「夢遊症不太會每晚都發生，而且一個晚上發生好幾次。癲癇發作有各式各樣的表現，我相信這就是其中一種。」

「發生的時候，我人是清醒的，」瓦希德反駁。

「是，我知道。但不是每個癲癇患者發作的時候都會失去意識。」

「只是手指著東西就可能是癲癇發作，就算你很清楚自己正在這樣做？」瓦希德問。

「對，有可能。」

「我比較希望他接受一些檢測，不要單憑猜測，」賽爾瑪最後說。

我當然不是猜測，但如果能讓瓦希德和賽爾瑪看到證據，我也願意這麼做。我替瓦希德安排做腦部掃描，結果顯示沒有任何異常。

核磁共振造影能為我們提供十分精細的腦部照片，讓我們偵測到電腦斷層掃描找不到的微小疤痕、腫瘤和血管異常，但還是有許多病症無法偵測出來。核磁共振造影能讓我們看到神經系統的整體解剖構造，也就是大腦的迴路接線，但腦部疾病不一定會影響實體結構。病狀可能只存在於化學、顯微或電流層面。我懷疑瓦希德有癲癇症，那是一種電流活動異常。癲癇患者的腦部結構可能完全正常。但即使出現非必要的放電，核磁共振造影也無法測得。所幸並不是只有核磁共振造影與電腦斷層掃描可以偵測腦部。醫學研究必須夠多元，讓我們能以許多不同的方法探究腦部，以反映許多不同的病理過程。由於癲癇是放電的電湧擴散所造成的疾病，因此如果掃描結果正常，我們下一步就要檢查這點。

腦部本身有自己的電流律動，而且這些律動不斷改變，會隨著從清醒到睏倦到睡著的狀態不斷漂移和改變，但不同人的電流律動也可以比較與複製。一九二四年，德國精神科醫生漢斯・柏格（Hans Berger）發現腦部的律動可以直接從頭皮記錄。腦波律動雖然微弱，但可經由頭骨、皮膚與頭髮測量。

柏格研發出一種簡單的技術測量這種活動，他稱之為腦電圖（ECG）。透過腦電圖測量的腦波，有許多有趣且臨床上有用的特徵。腦部不同區域的腦波波形也不同。大腦前部與後部的電流活動看起來不同。白天與晚上的波形變化也反映出一個人的意識狀態。有意識與無意識的腦電圖紀錄看起來截然不同。

癲癇可能造成異常的腦電圖現象，像是電流不穩定的腦細胞同時產生電湧所形成的棘徐波放電，這就是癲癇的指標，也就是我接下來在瓦希德身上要尋找的特點。

某天早上，他來醫院做腦電圖檢查。醫檢人員將二十五個小金屬電極黏貼在他的頭皮上。瓦希德靜躺三十分鐘讓醫檢人員從他的頭皮表面記錄腦部活

睡眠時及後來清醒時的腦電圖

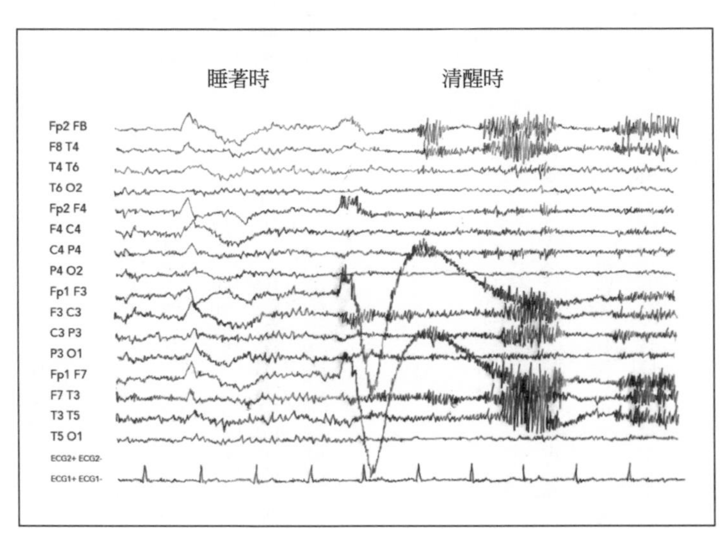

動，過程中他甚至還打了瞌睡。

「你的核磁共振造影結果正常，但腦電圖所呈現的很明顯是癲癇，」等我再見到瓦希德時，我告訴他。

瓦希德和賽爾瑪知道腦電圖有異常後，就比較能接受癲癇這個診斷結果。

「所以跟已故的祖父一點關係也沒有！」我告訴他們結果後，賽爾瑪說。

「對，沒關係。不過這類的迷信其實沒妳想的那麼少見，」我安慰他們。一九八〇年代，中了巫術在奈及利亞仍是第二常被提出的癲癇病因。一九九九年一份醫學報告描述了佛羅里達的五件癲癇病例，每一件都被歸因為巫毒惡靈附身。英國至今仍會對癲癇患者實行驅魔儀式。

瓦希德同意服用癲癇藥物。他的發作情況幾乎立刻消失。

§

在三十分鐘的腦電圖紀錄中，我們只錄到瓦希德腦部某個獨立區域有六次棘徐波放電。腦電圖棘徐波就像火堆冒出的火花，並不是每次檢查時都會出現，只能觀察和等待。三十分鐘內總計六次的棘徐波甚至不構成次要異常，這種間隔的特質導致這類波形容易遭到忽略。腦電圖正常並不表示一個人沒有癲癇。

頭皮上記錄到棘徐波出現的位置尤其重要，因為這有助於說明腦部癲癇發作的位置。以

瓦希德的例子而言，棘徐波僅出現在他的右額葉。這些微秒內爆衝的腦部活動雖然不會立即對他造成問題，但表示有一群腦細胞會同時不受控地活躍起來。每天晚上瓦希德睡著後，想必有一股短路電流外溢至鄰近腦細胞導致他癲癇發作。瓦希德服用的抗癲癇藥物雖然無法治癒他的問題，但可以降低他腦細胞的電流易激動性，進而預防任何突發性電湧擴散而形成癲癇發作。

瓦希德的癲癇發作看起來與傳統發作時的抽搐情況不同，這點可以從大腦構造與癲癇發作的進程來解釋。癲癇發作是由於腦部異常及非自主放電暫時掌控了部分或整個大腦所造成。這種放電可能由許多因素導致，包括頭部外傷、腦傷、感染、自體免疫及遺傳疾病等等。但總的來說，所有的癲癇發作都源自於我們的神經元。

神經元是大腦的功能細胞，具有一個細胞體，從細胞體延伸出數個樹突與一個軸突，就像長手臂伸入腦部中心。神經元具有導電性，能透過樹突與軸突的連結互相溝通。每個神經元都與數百或數千個其他神經元連結。我們的一舉一動都受到這些連結控制。腦電圖測量的就是神經元之間的突觸傳輸。

神經元只有〇．〇一至〇．〇五毫米寬。要發現這種細胞的存在其實是一項挑戰，因為需要的不只是顯微鏡問世。血球細胞可以輕易抹在載玻片上放在顯微鏡下觀察，但大腦是個有彈性的固體器官。為了觀察腦細胞的顯微結構，科學家必須設法將大腦切成超薄片。十九世紀的科學家發現可將大腦泡在甲醛中使其硬化，便能在不破壞腦部構造的情況下將大腦切片。成功切片後，大腦的樣貌首度透過顯微鏡呈現，連同腦部的祕密也一同揭曉——看起來都一樣的大腦，其實一點也不相同。不同區域的細胞排列方式也不一樣。

二十世紀初，一位名叫科比尼安·布洛德曼（Korbinian Brodmann）的德國神經科學家深信可透過神經元的排列了解腦部的功能。他煞費苦心地畫出腦部圖，根據每個區域的組織構造將大腦皮質分為五十二區，稱之為布洛德曼分區，並替各區編號。神經刺激最終證明布洛德曼人工劃分的大腦功能區域圖大致正確。我們的腦部是依據某種規畫而設計，而且每個人的規畫都一樣。癲癇在布洛德曼分區系統中的哪個區域發生，是判斷該次發作會造成何種情況的關鍵。

癲癇發作分為許多不同種類，但基本上可分為兩大類：泛發性發作與局部性發作。傳統印象中癲癇發作時出現的抽搐情形，就是泛發性癲癇發作或泛發性「僵直震顫」癲癇發作（僵直意指僵硬，震顫則是抽搐）。在泛發性癲癇發作時，全身會出現明顯的僵直性僵硬及規律的震顫型抽搐。而泛發性一詞是指整個大腦皮質都受到造成這次發作的同步放電影響。

某些泛發性癲癇發作為**原發型**泛發性，意思是異常電流活動一開始就會同時影響整個腦部。而某些則為**次發型**泛發性癲癇發作，表示放電先始於腦部某一處，然後才擴大至整個大腦皮質。原發及次發型泛發性癲癇發作的情況看起來完全一樣，都是四肢僵直震顫性抽搐且完全喪失意識。兩者的差別在於一開始。原發型泛發性癲癇發作是突然發生，而且一開始就影響全身。而次發型泛發性癲癇發作則是逐步進展，通常症狀會漸進式出現，先是手掌抽

搐，接著是手臂，然後是半邊臉等等。這些擴散的症狀反映放電電流在腦部的活動路徑。次發型泛發性癲癇發作的初期症狀，就是神經內科醫生應該留意的線索，以便追蹤癲癇在大腦皮質的發作點。

並不是所有的泛發性癲癇發作都會出現抽搐的症狀。另一種是失神性癲癇發作，也就是常發生在幼童身上的暫時性失神呆滯。另一種是肌躍型抽搐，也就是身體迅速抽搐。所有泛發性癲癇發作的共通點，就是腦部放電影響到整個大腦皮質。

但局部性癲癇發作則截然不同。這類癲癇發作並無明顯的差別，且都伴隨著影響逐漸擴大至全腦的情況。一開始只有大腦皮質單一區域中的少數神經元受影響，接著放電開始微幅或大幅擴散。局部性癲癇發作可能產生的症狀，遠多於泛發性癲癇發作，大腦皮質不同部位各司其職，因此產生的症狀也截然不同。某些局部性癲癇發作會成為泛發性，但許多則維持局部性，只會影響極有限的腦部區域。一般人腦具有八百五十億個神經元，局部性癲癇發作可能僅影響其中最少兩千個神經元。數量雖少，但影響卻很深遠。

§

我的另一位病患雪若琳也有癲癇症，但她的罹病經驗又迥異於瓦希德。雪若琳的母親曾經對我描述過她發作的情況。「她變得古里古怪，瘋瘋癲癲的，」她說。雪若琳對發作的情況毫無知覺。得了這種病感覺一定很奇怪，因為只有自己不清楚自己的發病情況；對病況最不了解的人就是患者本人。雪若琳會在奇怪的地方清醒，完全不清楚自己如何去到那裡，感覺簡直就像是瞬間移動到該處。對她來說，癲癇發作就是滿懷恐懼與困惑地清醒。

「我醒來的時候只覺得很可怕，感覺就像自己快死了，」她對我說。

雪若琳喜歡在發作後清醒時有家人陪在身邊。她需要有自己信任的人讓她安心。那天只有我在場幫忙，但我覺得自己是很糟糕的替代人物。雪若琳孤身一人來到診所，這點不太尋常，但的確很少有人能隨時有所愛的人陪在身邊，那一天雪若琳的家人都有事要忙。

她正在向我報告從上次看診至當天她的近況，突然間她整個表情都變了，臉上閃過某種異狀。這個變化很細微，因此我也不能確定，於是置之不理，繼續和她說話。

「妳目前服用的樂命達錠劑量是多少？」我問她。

她沒回答，只是低頭看著自己的雙手，檢視她的指甲，用右手轉著左手拇指上的戒指。幾秒鐘後，她再度抬起頭看我，依舊沒有回答問題。也許她沒聽到我的問題？還是她不確定自己的劑量，或有其他原因？

「妳的病歷上說妳的劑量是一百毫克，對嗎？」

這一次，我更確定情況不對了。她已經完全無法與人互動。突然間她開始數數，音量大得嚇人。

她的癲癇發作了。

「一、二三、四、五、六、七、八、九、十、十一、十二、十三……」她大喊。她的音

量隨著數字提高，語氣中還帶有恐懼。她的大腦正以超高速運轉，而且展露無遺。相較之下，我的大腦運轉速度顯得遲滯。癲癇發作很驚人，通常來得突然又公然，會奪去發病者的控制能力，也導致旁觀者不知所措。大腦像這樣著火時，旁觀者大多也無能為力。

我思索該如何回應，但太慢了。在我做出恰當的反應之前，雪若琳已經站起來向後退到診間角落，嘴裡依舊在數數。

「二七二八二九……」

她的模樣像是看到很可怕的東西，必須盡可能讓自己縮小隱形。我走向她，緊張地安慰她。

「沒關係，沒關係，我在這裡，妳很安全，」我說。

我在她身邊彎下腰。她抿著嘴，緊握住我的手，背部緊貼著牆壁屈膝跪在地上，讓我聯想到受驚的小動物。

「喔不，喔不，喔不，喔不，」她氣喘吁吁，然後說，「救我，救我。妳會救我對吧？」

她的哀求只凸顯出我的無力感。她需要寬慰，但她的恐懼已非我所能理解，而且只存在於她腦中。我將另一手搭在她肩上，彷彿這麼做就足以安慰她，但當然不可能。她的呼喊變得更為緊迫。

「救命，求求你救我，求求你救我……」

她依舊死命緊抓著我。我知道如果要去按緊急求救鈴通知院方這裡需要協助，必須先把她的手指撬開才行。我後悔自己沒有一開始就按鈴。她盡可能縮進角落，將毛衣的領口拉上來遮住口鼻，只剩一雙眼睛向外窺探，視線在診間來回移動。

如果患者出現痙攣型癲癇發作，正確的反應是讓他們側躺，等待發作結束。側躺可以避免哽塞窒息，但這個方法並不適用於雪若琳的發作情況。她的背部緊靠著牆壁，也沒有哽塞的疑慮，但她看起來像是隨時都可能跳起來。如果她真的這麼做，我的職責就是要確保她遠離診間內的任何危險。這也是我能力範圍內唯一能做的事。

我也必須確保這次的癲癇發作能在合理的時間內結束。多數的癲癇發作都在兩分鐘內結束，如果持續超過五分鐘就可能造成危險。我看了看手表，猜想再過不到一分鐘這次發作就會結束，於是開始計時。

「不、不、不，救我、救我、救我……」雪若琳用羊毛衣緊摀著嘴巴，壓住了說話聲。我試著將毛衣從她的臉上拉下來。她直盯著我，睜大了雙眼抗拒地搖頭。

我又看了手表一眼，又過了三十秒。雖然只過了一分半，但感覺似乎更久。我希望能將自己的手從雪若琳的手中抽出走向門口，但此時離開她身邊似乎很殘忍。我開始擔心這次的發作永遠不會結束。很快我就不得不撬開她的手指前去求援。最後一秒，我終於獲得拯救了。同樣的情況再度發生——她的眼神略微改變。恢復正常了，或至少接近正常。雪若琳握著我的手放鬆了。她還蹲在地上，但恐懼感已經消失。她將毛衣拉下來。

「妳還好嗎，雪若琳？」我問。

「嗯。」

「妳清醒了嗎？」

「嗯。」

「妳知道發生了什麼事嗎？」

「我媽在嗎？」

「不在，妳今天一個人來。妳要我打電話給她嗎？」

「我媽在外面嗎？」

「不在，妳還好嗎？」

她站起來，走向她放在椅子旁地上的包包。從她牛仔褲上的汙漬可以判斷，她剛才失禁了。她拿起包包，開始朝診間門口走去。

「抱歉，」她說。

「別走，」我一面說，一面伸手碰觸她的手臂，想引導她坐回椅子上，「請坐，讓我找人來幫忙。」

「我沒事。」

「妳不能這樣子出去，妳的褲子溼了。」我指著她褲子上的汙漬。

她低頭看，用手抹著那塊汙漬。

「我想回家，」她說。

我們兩個人的對話似乎沒有交集。

「妳知道自己在哪裡吧，雪若琳？」

「知道，」她笑了笑。

「哪裡？」

「我在這裡，」她笑了笑，用手比了比診間。

「『這裡』是哪裡？雪若琳？」

「商店。」

「不對，雪若琳，妳在醫院。」

「我可以走了嗎？」

「還不行。」

我將她推到椅子前請她坐下，從桌上拿起我的筆問她：「這是什麼？」

「筆，」她狐疑地挑眉回答。

「今天星期幾？」我問。

「今天星期幾？」

「對，今天星期幾？」

「星期天？」

「不對，是星期一。妳知道我是誰嗎？」

「我媽在嗎？」

「不在。妳知道妳在醫院嗎？」

「不知道？我在醫院嗎？」

又過了十分鐘，雪若琳的回答才真的完全恢復正常，但此時她也變得極為煩亂，不停哭著哀求要找她母親過來。這就是她跟我說過每次癲癇發作後都會產生的末日感。

我拿起電話請護理師過來幫忙。她帶著雪若琳到咖啡廳替她點了一杯茶，讓她能夠一面冷靜下來，一面重新熟悉這個世界。等到雪若琳看起來完全恢復後，她才回來診間，讓我試著重新開始看診。但完全無效。她已經無心和我對話，只想回家。我們叫了一輛計程車，並安排她下週回診。在她離開之前，我問：「雪若琳，假如你在大街上癲癇發作會怎麼樣？」

「其實不會怎樣。我只會醒過來發現一堆人盯著我看，然後我盡可能意志堅定地走開。我知道我不會再見到他們，這樣想會讓我覺得比較好過。」

§

瓦希德和雪若琳雖然罹患相同疾病，但這個疾病對他們的影響卻截然不同。他們都有局部性癲癇發作，但源自於腦部不同區域。

雪若琳出生時難產。她的母親產程延長，導致她出生時臉色發紫、全身無力。醫護人員緊急將她送到新生兒加護病房，她在那裡住了快一週，且出生後的頭兩週都住在醫院裡。

雪若琳的父母從帶她回家的那一刻起，就發覺她與他們其他孩子有明顯的不同。她在各方面的學習都顯得遲緩。等到她上學，他們的懷疑也獲得證實。她接受正式評估後，被判定有輕微的學習障礙。這並不是什麼悲慘至極的消息。她還是個快樂的孩子，表現也夠好，足以在主流學校接受教育。

比較讓人煩心的是雪若琳在七歲時出現癲癇的症狀。掃描顯示她的腦部有出生時遺留的疤痕。她的癲癇極難治療，即使二十五年後她來找我看診時，她的癲癇還是時常發作。

相較之下，瓦希德的腦部掃描結果則顯示正常。他沒有學習上的問題。相較於雪若琳，他的症狀顯得很輕微，不但發作時間短而且只在夜間發生。他在接受治療後，症狀便緩解了。

瓦希德和雪若琳的癲癇發作雖然都屬於局部性，看起來卻截然不同，因為他們大腦發作的部位分處於不同腦葉。瓦希德的癲癇發作源自於右額葉，而雪若琳的腦電圖顯示棘徐波放電出現在右顳區，因此屬於顳葉癲癇發作。綜觀二十世紀的病灶研究，動物實驗與神經刺激緩緩揭曉四個腦葉的總功能。瓦希德與雪若琳癲癇發作的差異，只能從各個腦葉的功能解剖學角度來解釋。

瓦希德的癲癇發作主要以運動症狀呈現，包括頭部轉動、視線在房內來回移動，以及一隻手臂舉起。額葉包含數個主要負責規劃及控制運動的區域。明顯的抽搐與肌肉僵硬，是額葉運動區出現癲癇發作的初期症狀。額葉也包含額葉眼動區，這些區域主要掌控視覺注意

力，讓我們的眼珠能追蹤移動的物體。因此，額葉癲癇發作往往會造成頭部與眼部追蹤運動。

雪若琳癲癇發作時最主要的症狀是在情緒方面。顳葉包含了與情緒控管和表達的相關區域。雪若琳的癲癇發作主要會產生恐懼、害怕和末日感。這些都是顳葉癲癇常見的表現症狀，也顯示正常的顳葉對我們具有的影響。雖然人們往往誤以為癲癇會出現抽搐症狀，但不論是瓦希德或雪若琳都沒有倒在地上，或出現泛發性癲癇發作。放電活動總是在影響全腦之前就停止。

我其實不需要做檢查就能判斷瓦希德或雪若琳的問題出在哪裡。檢查只是額外的輔助，讓我們所有人相信診斷結果，然而從患者一開始對病情的描述其實就能直接下診斷。只要知道腦部的構造以及電流刺激在細胞間擴散的機制，就足以解釋他們的症狀。

癲癇是終極的疾病變色龍。八百五十億個神經元中，每個神經元與其他神經元連結的方式可能多達數百或數千種。局部性癲癇發作起源於少數神經元，透過任意或所有可得的突觸向外擴散，過程中會產生無限的可能性。發生在不同腦葉的局部性癲癇發作，表現的方式也會不同。在相同腦葉的不同區域發作，也會有不同的表現。

我們的每個行動、每種感覺、所做的每個夢都是一種生物過程，始於腦部也終於腦部，是離子在細胞進出、放電電流、化學物質釋放所造成的結果。這些過程在每個人的腦部都相同，但我們卻各有所異。正是腦部電路的無限變化，確保了我們每個人的獨特性。

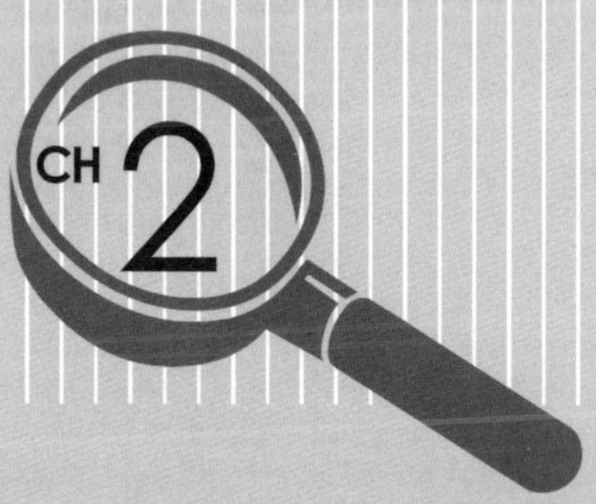

愛麗絲夢遊仙境

那口井要不是很深，就是她掉得很慢，
因為她在下墜的同時還能從容地四處張望，
猜想接下來會發生什麼事。
——《愛麗絲夢遊仙境》，路易斯・卡羅，一八六五年癲癇的種子早在艾咪三個月大時就在她腦中播下，但花了十六年才開花結果。

她是個健康的寶寶。由於她是家中次女，她的父母記得當時只覺得非常輕鬆，因為他們已經有扶養長女的經驗。她的母親在我們初診時，還帶了艾咪嬰兒時期的照片來。

「妳看看她那時候多可愛，」她將一疊照片攤在桌上說，照片裡是個臉頰紅撲撲、笑容滿面的嬰兒。「這是她住院的時候，」她一面說，一面拿出第二疊照片。已經不太認得出來兩疊照片裡是同一個孩子，第二疊照片裡的孩子躺在醫院病床上，口鼻和手臂都插了管子。

「她住院多久？」我問。

「在加護病房住了兩天，然後在普通病房又住了兩個星期。」

艾咪在與家人度假時生病發燒。由於他們出門在外，她爸媽花了比平時更久的時間遲疑要不要帶她去看醫生。艾咪的體溫急速升高，腹部也長出紅疹。她的爸媽看到這種情況開始擔心，決定帶她到當地醫院。在前往醫院的途中，艾咪的疹子變得更紅，並開始擴散到全身。她母親帶艾咪到醫院後，發現她皮膚上某些紅疹已經開始發黑，而且艾咪顯得有氣無力，奄奄一息。

「她那時就像個布娃娃一樣，」她母親對我說。

艾咪很快便確診罹患腦膜炎，並接受緊急治療。她在加護病房癲癇發作，被接上呼吸器。全家人已經做好最壞的打算，但最後最壞的情況並沒有發生。抗生素治療奏效，艾咪逐漸恢復健康，皮膚上發黑的疹子也消褪。過了一週，她已經能正常進食和露出笑容。等她回到家時，皮膚上只殘留一些微小的疤痕，而且這些疤痕最後也消失了。

艾咪看似毫髮無傷地逃過死劫。她的爸媽原本還擔心她的聽力受損。失聰是腦膜炎常見的併發症，在生病後的幾個月裡，艾咪似乎較少留意到聲音。但這個疑慮很快也消失了。艾咪滿一歲時已經完全看不出她曾經住院。

但後來艾咪在十六歲時罹患癲癇，在學校出現抽搐痙攣的症狀，是泛發性僵直震顫型癲癇發作。她第一次發作後並未接受治療。雖然有百分之五到百分之十的人終其一生有可能癲癇發作一次，但其中只有一部分的人後續會有第二次發作，而一再反覆發作才能定義為患有癲癇。第二次發作的近似平均風險接近百分之五十，因此在第一次癲癇發作後採取的醫療策略通常是觀察和等待。發育中的嬰兒腦部如果受傷，不論造成傷害的原因為何，都可能導致當事人日後癲癇發作。艾咪一告訴醫生她小時候得過腦膜炎，他們就知道她癲癇再發作的風險很高，但他們為了保險起見，還是沒有立刻替她治療。艾咪沒有等太久：在第一次癲癇發作一個月後，她又發生第二次類似的發作情況。這次她便確診罹患癲癇，並開始接受治療。

「麻煩妳告訴我發作時的情況，」我在初診時對艾咪說。

當時艾咪已經過了二十五歲。自從確診罹患癲癇後，她的病情時好時壞。青少年時期，她每個月都會發作。到了二十一歲，她有十八個月都沒發作過。根據英國法律，癲癇患者只要一年沒有發作就可以開車。艾咪才剛開始上駕訓班，她的癲癇又發作了，之後她仍舊會斷斷續續發作，而發作的間隔從來沒有久到可以讓她再開車。不過，就其他方面而言，艾咪依舊照常生活。她上了大學主修行銷。後來她搬來倫敦替一家廣告公司工作，才開始找我看診。

我每次遇到初診病患一定會問明發作的詳細經過，以便開啟進入患者腦部的那扇窗。

「我發作的情況分為兩種，我把主要的發作類型稱為愛麗絲夢遊仙境型發作，」她對我說。

我很喜歡聽患者描述他們癲癇發作的經過。多數人都會用十分個人化的詞語言簡意賅地描述發作的經驗，像是：**崩潰**、**帶動唱**、**電擊**、**尖叫**、**希特勒式行禮**、**重金屬樂迷**。我在患者的病歷中記錄癲癇發作的經過時，一定會將這些用語寫下來。這些形容詞比任何醫學術語都來得生動。

對患者而言，癲癇發作通常是極為駭人、破壞性的經驗。發作的過程往往極不舒服，但也未必一定如此。有時我會遇到有患者覺得癲癇發作是某種特殊恩典。有些人說這讓他們能以獨特的角度看世界。雖然並不一定總是如此，但有時他們能看到他人無法理解的世界。

艾咪雖然不喜歡癲癇發作，但她很喜歡癲癇即將發作時的感覺。

「如果要我每天至少感覺到前兆一次，我會很樂意，」她對我說。

許多局部性癲癇發作一開始都會出現所謂的前兆（aura），這個詞源自於希臘語的微風一詞，最初在大約公元兩百年出現在癲癇的相關文獻中。一名男孩描述自己的癲癇發作經過時表示，一開始感覺像是有一陣微風吹在腿上。這個前兆就代表腦部某一處出現了局部放電。如果放電在該處停止，後續就不會再有其他情況發生，但如果放電擴大就會引發一連串的症狀。前兆是一種警告。這個詞已不再只是表示微風吹拂感，而是指局部性癲癇發作一開始出現的任何短暫症狀。常見的例子包括似曾相似感、心神不寧或幻嗅。對神經內科醫生而言，前兆就是第一條線索。

艾咪喜歡她的前兆，但不喜歡她的癲癇發作。

「在前兆之後感覺就變得更可怕？」我問。

「對。接下來就很討厭。」

艾咪在癲癇發作的一開始會出現一種迷失感，她還挺喜歡這種感覺。她說感覺就像服用了某種愉快的迷幻藥。有時她的發作會就止打住，只出現前兆，一種能讓世界看起來更美好的愉悅感。不幸的是，並不是每次發作都僅止於此。在她腦部某個有限區域內出現的放電偶爾會經由她的大腦皮質擴散，直到影響全腦。如果發生這種情況，愉悅感就會消失，取而代之的是泛發性痙攣，不但不舒服還很危險，可能導致她受到危害。有時她在陌生人環繞下在街上恢復意識。有一次朋友發現她半裸倒在浴室地板上，沒人知道她倒在那裡多久了。還有一次她在家中廚房發作特別嚇人，因為當時她手裡還拿著一把菜刀。她倒下時臉部正中刀鋒，因此導致嚴重刀傷。她右眼下方有一條突起的紫色刀疤，讓她永遠忘不了那次的發作。

雖然經歷了上述種種事件，艾咪還是很開朗。

「如果妳能給我藥，讓我避免嚴重的發作，但保留小型發作，我絕對不會拒絕，」她笑著對我說。

「請繼續說。妳出現愉快的迷失感，然後呢？」

「這有點難形容，妳必須親身體驗。」

癲癇發作的感覺很難用言語形容。

「如果妳能盡力描述，我就盡力讓妳只痊癒一半作為回報！」我開玩笑。

「好吧，」她若有所思地遲疑了一下，「我會有一種感覺，讓我知道快要發作了。不要叫我說明，反正就是一種感覺，沒辦法用言語形容。」

「感覺好還是不好？」

「喔！**非常**好。真的是好極了。感覺上一切都變得很合理了。」

「真希望我也能有這種感覺。」

「真的很讚！」

「然後呢？」

「嗯……這部分會持續一、兩秒。不過我不是很確定，因為時間變得很微妙，也很難測量。接著我會發現周遭的景物改變。不論我當時看著什麼，例如我盤子裡的食物或是電視機，那樣東西都會開始移動。這些東西好像會從我眼前滑開，同時開始縮小。它們之所以縮小，是因為它們愈來愈遠——我一直都是這麼想的，」她停頓了一下，「……不過有時候又會有點不同，我不能確定是不是自己正在變大，其他的東西才會愈變愈小。然後我面前的地

板開始改變，看起來好像正在傾斜，變得愈來愈細、愈來愈遠。妳知道那就像什麼嗎?!」艾咪突然舉起食指，表示她突然想到恰當的比喻。

「像什麼？」

「像是畫裡面的道路。畫得很爛的那種畫，妳懂嗎?道路變得愈來愈細，表示愈來愈遠。但你知道那不是真的路，也不是真的愈來愈遠。」

「妳描述得很棒。我不懂妳為什麼說自己講不出來。」

「我想是因為我知道自己沒辦法完全正確描述吧。我必須真正進入那種狀態才說得出來，可是如果我進入那種狀態，我就沒辦法說明了。」

「我覺得妳做得很好。然後呢？」

「一開始都是這樣。大多數的前兆都會自己消退，但有時候會變嚴重，然後我就會昏過去。」

「所以才變可怕？」

「對。我覺得自己彷彿開始滑下坡，雖然我是在完全平坦的地面上。如果發作的時候我正在走路，我走路的樣子真的會變得好像自己正從一個很陡的坡走下來。我知道根本沒有陡坡，但我走路的樣子就像是有。至少我一直認為是這樣，但我媽說我沒有。她說我走路的樣子很正常。」

「所以這些情況發生的時候，妳的意識都很清醒？」

「對。直到我開始被馬路吸進去，這時候我就會昏過去。」

「所以妳才會說像是愛麗絲夢遊仙境。」

「沒錯。」

§

二十世紀中期在加拿大工作的美裔神經外科醫生懷爾德·潘菲爾德（Wilder Penfield），是最擅長運用神經刺激測定腦部功能的人。他運用大腦皮質刺激有系統地探索大腦皮質的神經功能結構，並將他的研究結果繪製成圖表，稱之為皮質矮人。這個外表看來萎縮的卡通矮人顯示了腦部的表面，以身體各部位表明負責

皮質矮人

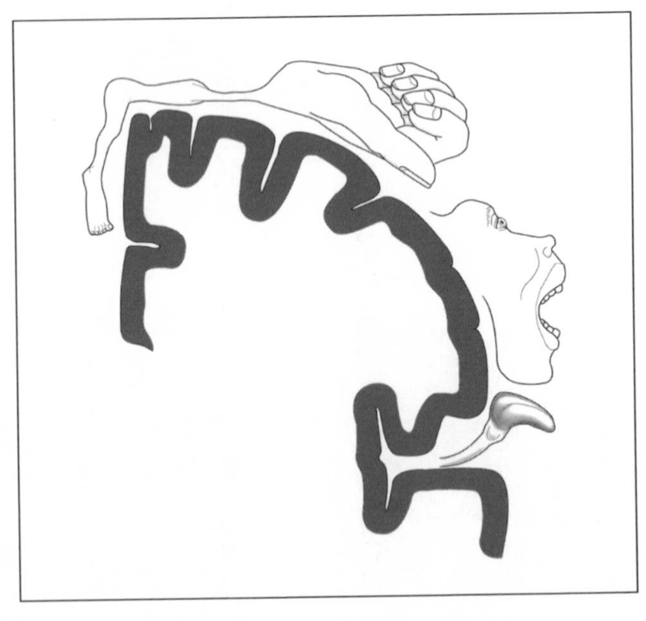

該部位的相對應運動或感官區域。矮人的比例完全扭曲，有巨大的拇指和舌頭，軀幹則相對較小。這些尺寸比例代表某身體區域的運動及感官功能，相較於另一區域所需動用的大腦皮質範圍比例。

布洛德曼透過繪製組織圖了解腦部，而潘菲爾德的圖則是探索腦部功能。雖然兩者都有局限，但也驚人地準確。矮人的運動區域大致對應至布洛德曼分區圖的四區。處理感官知覺的皮質帶狀區，合理接近布洛德曼分區圖中的一、二、三區。但這些圖的問題在於可能有誤導之虞，讓人誤以為腦部的某個區域代表而且負責某種功能。

腦部處理視覺資訊的方式，正足以說明早期腦部探索人員所面臨的挑戰。當時既有的技術無法讓他們全面了解腦部運作

布洛德曼分區

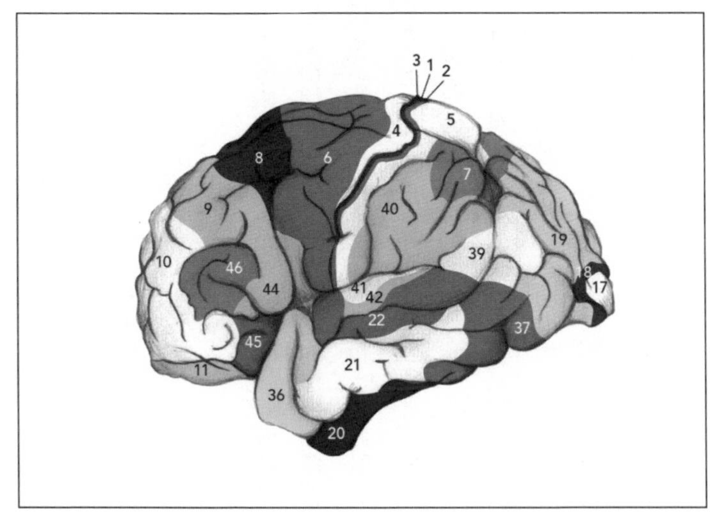

的複雜度，只能以最基本的程度測試腦部功能，而且只能研究那些可以輕易觀察、測量或描述的功能。自主動作、感知與言語，遠比牽涉到思想與情緒等較高層次的功能容易評量。

潘菲爾德的神經刺激正確顯示了處理視覺資訊的部位，是位於後腦的枕葉（布洛德曼分區17區）。但腦部處理視覺資訊的方式與相機不同，並非由眼睛拍下畫面交由枕葉記錄。視覺刺激其實分為好幾個處理階段，分別由腦部不同區域負責，光靠神經刺激絕對不可能發現這點。

事實上，直到二十一世紀，科學界才終於有能力了解腦部更複雜精密的功能，此成就主要歸功於功能性磁振造影（fMRI）問世。標準的磁振造影只能顯示構造，而功能性磁振造影正如其名，可用於評估功能。該項技術使用標準的磁振造影掃描器加上統計分析，可比較受測者應要求做某件事與安靜時的腦部血流狀況。舉例而言，受測者分別在聽音樂與聽白噪音時接受磁振造影掃描，兩張照片的差異即可顯示腦部處理音樂的相關區域。

功能性磁振造影已證實是深入探索腦部思想最特殊的工具，但這項技術仍有限制。磁振造影照片只是陰影，研究人員根據這些陰影做出許多推論。但凡是推論都可能出錯。二〇〇九年進行的一項試驗，讓我們鄭重明白這點。一群科學家對一隻死鮭魚進行功能性磁振造影。他們讓這隻鮭魚看人類社交場合的照片，而且（應該是搞笑地）問這隻魚每張照片顯示何種情緒，並在提問的同時做了一系列的掃描。比較掃描結果後顯示，鮭魚在接受提問時，腦部有部分區域明顯較活躍。這些結果可以輕易解釋為生理現象，但（因為鮭魚是死的，所

以根本不可能有這種生理現象）其實明確顯示了統計分析造成的假陽性現象。只要對任何一套掃描結果做足夠的統計試驗，某些掃描結果就有可能呈現陽性。

不過，如果能謹記上述限制，功能性磁振造影當然有助於提升我們對腦部功能的了解。這項技術已經顯示視覺處理並不局限於布洛德曼分區的第十七區。了解這點至少有助於解釋艾咪奇異的愛麗絲夢遊仙境體驗。

我們看到某物時，看到的是完整的物體，但我們的腦部並非以簡單或直接的方式處理視覺資訊。我們最後見到的影像是建構而成。視覺處理需要動用連結的神經通道，但並非所有神經通道都存在於枕葉皮質區。枕葉中的初級視覺皮質只是在最基本的層級辨別我們看到的東西，是數個處理階段的第一階段。接下來視覺刺激會在腦部多個區域經過一系列的處理。更詳細的處理大多由枕葉以外的區域負責。初級視覺皮質有許多連結，能極迅速地將資訊傳送至頂葉及顳葉。顳葉可能是負責視覺訊息最複雜處理程序的區域。

看到某個物體時，我們必須判斷物體的深度、顏色、形狀。我們會評估室內的周遭光線，判斷該物體是否正在移動，如果是，還要判斷移動的方向與速度。我們判斷該物體是否為我們熟悉的物體。功能性磁振造影已幫助我們了解這些過程分別在腦部的哪些區域完成。顳葉的某一區似乎是判斷直線與圓周運動的重要區域。而當我們看到形狀與色彩，同樣位於顳葉的另一個鄰近獨立區域則會活躍起來。

由於視覺資訊是透過連結腦部不同區域來處理，因此有可能某個疾病會影響其中一個處理環節，但其他環節依舊維持正常。在奧利佛．薩克斯（Oliver Sacks）的著作《錯把太太當帽子的人》（*The Man Who Mistook His Wife For a Hat*）中，他描述一名喪失臉部辨識能力的畫家。這個人可以辨識物體，但認不出自己的太太。若他在世時已有磁振造影技術，結果也許或甚至極可能顯示這個人的梭狀回有病灶，而梭狀回是顳葉下側的腦部區域，主要掌管辨識熟悉的臉孔（值得留意的是，汽車迷看到自己喜歡的車子時，腦部同一個區域也會活躍起來。腦部沒有任何一區只負責單一功能）。

只有先了解腦部，才能理解疾病對腦部的詭異影響。視覺感知需要腦部多重區域的協調運作。癲癇發作可能對這個過程的任何階段造成程度不一的影響。

珍娜是個有怪疾纏身的年輕女子。她的視野中會出現間歇性的晃動亮光，雖然每次只持續一、兩分鐘，但每天會反覆發作數次。在沒有發作的時候，她看東西完全正常，然而一旦發作，她就很難聚焦。她從未因此失去意識，因此可以清楚描述發作的經過。醫生在她出現症狀時替她做檢查，發現了極為特殊的情形。她的瞳孔不斷收縮及放大。某些人癲癇發作時，肢體會規律抽動，但珍娜的症狀則是出現在瞳孔。這種放大和收縮的症狀稱為虹膜震顫，是一種罕見的癲癇表現。珍娜的異常導致她右顳葉與頂葉的交接處發生癲癇。至於這究竟是如何造成虹膜震顫則不得而知。從腦中癲癇發作的位置推測，該癲癇發作導致珍娜處理色彩、形狀或動作的能力暫時受到影響。因此，或許她的瞳孔只是在回應從大腦接收到的混淆訊息。

艾咪的愛麗絲夢遊仙境式癲癇發作為視覺幻覺。這種幻覺是對真實感官體驗的誤判或扭曲，將某種形狀誤判為另一種形狀。艾咪的腦部掃描結果顯示，腦膜炎對她的腦部造成嚴重損傷。她的右顳葉與枕葉尤其有大片的結痂組織。我們討論病情時，我將掃描結果播放給她看。

「我的腦部受損？」雖然我請她放心，但她看起來還是很擔心。

「對，不過那已經是將近三十年前的事情了！妳一直和它和平共處，相安無事。它對妳的影響不大，所以現在也別讓它影響到妳。妳大腦的其他部位會彌補這部分的缺損。」

其實我很詫異艾咪的腦部掃描結果居然如此異常，因為她看起來十分正常又開朗，是個追求具有挑戰性工作的大學畢業生。她的掃描結果與她的健康狀態有一段落差。我們過去認為大腦完全無法自我修復，腦部結構已經固定，我們無法新生神經元，功能一旦喪失便無法恢復。但如今我們知道這個觀念有誤，我們的大腦具有神經可塑性，也就是我們的神經迴路具有重塑與繞道的可能，藉此學習新技巧或彌補缺損。兒童腦部進行這種大腦重組的潛能，比成人更大。

或許神經可塑性說明了艾咪之所以正常的原因，但即便疤痕雖未影響她的智力，卻導致她罹患癲癇。腦電圖顯示右顳葉出現棘徐波。她的視覺扭曲是較高層次視覺處理功能受到影響的表現。在癲癇發作時，她雖然可以看到物體，但無法判斷物體的深度或角度。

不幸的是，我無法阻止艾咪的癲癇發作。磁振造影及腦電圖鮮少有助於改善癲癇患者的情況。這些技術提供的是解釋而非治療。有三成的局部性癲癇發作患者永遠無法完全痊癒。不過，艾咪的癲癇發作頻率的確減少了，而且腦部放電從局部性癲癇發作擴大成較危險的泛發性癲癇發作的機率也逐漸降低。艾咪自始至終都對這個世界抱持著開朗樂觀的想法。

「我知道很多癲癇患者的情況都比我糟得多。我不應該再抱怨，而是應該記住自己有多幸運，」她有一次這麼對我說。

艾咪用某種對自己具有意義的方式替她的癲癇發作經驗命名。在得知類似的癲癇發作實際上被醫學界稱為「愛麗絲夢遊仙境症」時，她很訝異。讓人聯想到愛麗絲旅程的視覺幻覺其實並不罕見，而且幾乎都與顳葉癲癇有關。但物體看起來比實際上更小或更大的症狀，並不限於癲癇；偏頭痛也會引發這種現象。

甚至有未經證實卻時有耳聞的傳言表示，路易斯．卡羅其實就是一名癲癇患者。不過，他的確患有偏頭痛。他曾在日記中描述頭痛造成他出現鋸齒狀的視覺幻覺，這是偏頭痛的典型症狀。但他也曾經兩次昏倒失去意識，這就與偏頭痛較無關聯。對癲癇專家而言，他描述的昏倒經驗以及他書中逼真的扭曲世界，都表示他極有可能患有癲癇。路易斯．卡羅將癲癇一再發作時的可怕混亂經驗，轉化為像愛麗絲這般迷人的創作——如果能這麼想當然很美好。我希望他真的是如此。

七個小矮人

每一個感知行為在某種程度上都是一種創作行為，
而每一個記憶行為在某種程度上都是一種想像行為。
——《腦袋裝了200齣歌劇的人》（*Musicophilia: Tales of Music and the Brain*），
奧利佛・薩克斯，二〇〇七年

我們唯一能知道的事實就是關於自己的事實，這點總是讓我覺得神奇又挫折。我每天面對的人都有極為特殊的經歷，有時甚至獨一無二，而我則負責判斷他們的經歷究竟是與眾不同，還是一種疾病。

我認識唐諾時才剛升任顧問醫師兩、三年。醫生對自己醫術的信心會有高低起伏。剛考上醫師執照的菜鳥醫生往往只會虛張聲勢，他們的信心來自於一旁資深同僚的低聲安慰及急切翻查教科書求救。他們表現得像個厲害的醫生，希望有一天真能覺得自己是個厲害的醫生。他們的工時很長，不是在工作，就是在進修。他們在受訓期間參加的各種考試，比在念醫學院時的考試競爭更激烈，而且不及格率最高。他們在這段期間取得最詳細又專門的知識。要通過研究所考試並不容易，有些人根本過不了。一旦通過考試，就只需要找到自己的專科，然後在通往顧問醫師的陡峭階梯上踏出第一步。

經驗會成為你的後盾。你會對自己的臨床判斷愈來愈有信心。差不多就在此時，也就是受訓的最後一年，或是擔任顧問醫師的第一年，我擔心你恐怕會成為最爛的醫生。**膚淺之學乃危殆之事；淺沾使人徒入迷津**。你開始認為自己見識廣博，但其實不然。只有明白自己見識永遠不夠廣之後，才會成為可靠的醫生。

唐諾與他的妻子一同前來求診。我打從一見面就很欣賞他。他的個性內斂沉默，說話言簡意賅，回答問題時幾乎或完全沒有贅字，在某種程度上是個難以了解的人。他只向我描述事實，但也有限。我問他有幾個孩子，他告訴我三個，卻沒有說明他們是男是女、是否還住

在家裡、是否已經生子。他也不會多說一句「他們都是乖孩子」，或像有些人一樣說句「搞得我頭大」，然後哈哈大笑。我向他提出一個簡單的問題，他就給我簡單的答案。這種情況比你以為的還要罕見。這點引起了我的興趣，讓我不禁好奇他這個人是不是不會或不懂得表達情緒。我記得當時我心想，這會不會就是個問題。

唐諾在學校當校工，這份工作他已經做了三十年。他的妻子，也是這對夫妻中較熱情的一方，告訴我唐諾一直很滿意自己的工作，並以工作表現優異為榮。

「學校操場上看不到一根雜草，」她對我說。「所有的小規模維修工作都由他包辦。那所學校不需要請水電工或機電工，二十年來只請過一、兩次。」

知道唐諾的工作對他而言意義重大後，也影響了我初期的結論。在我們初診幾個月前，唐諾在一個非常特別的場合有了一種奇特的經驗。他被女校長召見，這可說是史無前例。通常他都是獨自工作，不需要任何指示。校園裡沸沸揚揚的傳言，讓唐諾開始強烈懷疑自己被召見的原因。教職員辦公室裡的傳言包括調職、減薪、裁員。我聽到這點後要求唐諾再多說一點。他回應我的要求，不情願地承認他在沿著走道走向校長辦公室的途中覺得異常緊張。

「我們的孩子都念那所學校，」他的妻子說。「他在學校裡看著學生從入學到畢業，然後又迎接那些畢業生帶著自己的孩子回來。」她停頓了一下。「我不知道如果他失去那份工作會怎麼樣。」

唐諾的擔憂的確有理。情況並不理想。學校被迫刪減預算，校長召見唐諾是為了預先警告她正在檢視他的工時，而且裁員並非不可能。校長告訴他，如今唐諾所做的工作可以用更低的成本完成。

「他們居然說他是昂貴的『非必要職員』，」他的妻子對我說。「非必要！外包人員會每天幫忙把校園前每一條路的落葉掃乾淨嗎？」她憤怒地問。「才不會！」

女校長告訴唐諾這件事時，他是坐著的。他第一次發作就發生在他起身要離開校長室時。

「請你再從頭到尾描述一遍，這一次說慢一點。把發生的經過鉅細靡遺地告訴我，」我說。

唐諾已經告訴過我他的發作經過，但我之前從來沒聽過這種情況。在大腦布下線索時，每一項細節都很重要。如果我要追查發作的源頭，就必須了解這些線索。

「當時我坐著。向達禮女士道謝，」他說，他妻子翻了個白眼，「然後我站起來轉身要走出校長室。」

「你起身多久後開始覺得不舒服？」我問。

唐諾想了一下。

「頂多兩、三秒。」

「有任何頭暈、不舒服，或噁心的感覺嗎？」

「沒有。」

突然起身有可能導致血壓驟降。如果血壓回升的速度不夠快，可能導致腦部暫時缺氧。這可能會造成當事人感到噁心或昏厥，有些人可能會頭暈。我心想這會不會就是唐諾問題的肇因，但他說他並沒有噁心或頭暈的感覺。

「你當時正要走向辦公室門口，然後呢？」

「房間角落有一個大盆栽，裡頭種了某種絲蘭類的植物，」他對我說。「我離盆栽大約一公尺。那就是他們出現的地點。清清楚楚地從盆栽正後方朝我衝來，經過我身邊，然後消失在後面的檔案櫃。」

「他們從右邊跑向左邊？」我問。

「對。」

「看起來像什麼？」

「大約三十公分高……」

「我的意思是他們看起來是什麼樣子？」

唐諾似乎不是很高興他得把整個經過向我重述一遍。

「看起來就像七個小矮人，我不是說過了嗎。七個顏色鮮豔的小矮人。他們從右邊跑到左邊，速度很快。雖然沒有看得很清楚，但我印象很深刻。我雖然沒有看清楚所有的細節，但可以認得出他們。不過我說不出來他們穿什麼衣服，如果妳想知道的是這類事情的話。」

「你知道他們不是真人嗎？」

「當然。呃，他們是真的出現過，我是說……但不是……」他吸了一口氣，冷靜下來。「我要說的是，我真的看到他們了……但並不是說我認為卡通人物是真人。」

「喔，所以他們是卡通人物？！」

「對。妳以為我看到侏儒嗎？」

「抱歉，對……這個情節太離奇了，所以我想我並不是真的清楚你看到什麼。你覺得自己為什麼會看到他們，唐諾？」

「當時我以為那是外面的投影，也許是小孩的惡作劇。妳要知道，他們看起來非常非常真實，」他說，「但我下一次看到他們的時候是在家裡，所以我的推論不成立。」

「你有告訴女校長你看到什麼嗎？她有發現你出現任何異狀嗎？」

「我沒告訴她。我是說，我只對她說：『妳剛才有看到房裡有東西跑過去嗎？』她只說希望不是老鼠。我說我覺得不是，然後就沒再提這件事了。」

「他也沒有告訴我，」他的妻子說，「沒有馬上說。」

第二次發作時，唐諾正在自家餐廳組戰艦模型，這是他平時打發時間的消遣。他的妻子一告訴我這點，很多事情就說得通了。他的個性安靜細心，身體略微駝背。我可以想像他窩在桌前數小時，專注做著精細的工作。

他的妻子正在廚房，餐廳與廚房有一道拉門隔開，拉門當時半掩。他的妻子先是聽到東西落地的聲音，接著是唐諾低聲咕噥。她走到餐廳查看情況，發現唐諾正從地上撿起模型零

件。

「我從沒看過這個人掉過一個零件，更別提打翻整盒模型，」她對我說，「但他還是沒有告訴我原因。」

「你又看到他們了？」我問。

「對。」

「同一批人？」

「對。」

「你為什麼打翻模型？」我問。「是因為雙手出問題嗎？」

「我被嚇了一跳，」他對我說。

直到同樣情況發生第三次，唐諾才終於告訴他的妻子。這對夫妻通常都在差不多的時間就寢。某天晚上，唐諾突然在床上坐起來抓住他妻子的手臂，把她驚醒。

「他每天晚上會起來上廁所兩次，」她對我說。「他起來通常會發出一點聲音，但他從來沒有抓過我。」

「我看到東西，」當時唐諾緊抓住他妻子的手臂說。

她開燈看著他。

「他似乎很害怕，但也僅止於此，」她說。

這一次或許是受到黑暗及從睡夢中驚醒的這種改變所影響，唐諾無法輕易忘懷自己看到的景象。他請他的妻子檢查床底下。

「我以為他在裝傻，」她說。

唐諾不肯說原因，但他堅持要妻子靠在床緣檢查床底。她的丈夫並不是喜歡裝傻的人，因此她順從他的要求。想當然爾，床底下沒有東西。

「只有常見的毛屑團和一隻落單的襪子，」他的妻子對我說。「我鬆了一口氣。他的舉動讓我害怕自己可能會看到什麼。」

「我只是做了個很逼真的惡夢。真的很逼真，」他說完之後，兩個人就不再提這件事，逕自躺回床上睡覺。

「他沒告訴妳他夢到什麼嗎？」我問，此時我聽到唐諾的妻子首度由衷大笑。

「你說他，」她用拇指朝自己的丈夫一比，「怎麼可能！」她又笑了。

直到一星期後，同樣情況再度發生，唐諾才終於向她透露更多細節。

「我又看到那鬼東西了，」他說。

「什麼東西？」她回答，開了燈發現唐諾一臉疑惑地坐在床上。

「我又做了同樣的夢，」他不情願地告訴妻子自己究竟看到了什麼。

「童話故事裡的七個小矮人！」他的妻子對我說，「妳能相信嗎？我跟他說他是在做夢。這時候他才承認他大白天在學校裡也看過他們。」

這個白天發生的事件讓夢變成了幻覺，他們兩人因而擔心了起來。唐諾的妻子要他尋求

協助。

「妳覺得原因是什麼？」我問。

「我有個阿姨開始出現幻覺，不到六個月就失智了。阿茲海默症，」他的妻子說。

「當然，像阿茲海默症之類的疾病的確會導致人出現幻覺，」我回答，「不過通常不會發生在發病初期，因為發病初期時的記憶和機能幾乎和以前一樣正常。」我已經檢測過唐諾的記憶和決策及認知能力，結果顯示他的這些能力都很強。我轉頭對唐諾說：「這是你擔心的原因嗎？阿茲海默症？」

「妳才是醫生啊。」

我的確是醫生，但我知道自己很難接受一項事實：唐諾在發現自己的工作岌岌可危後，立刻出現第一次幻覺。醫師行醫時必須了解疾病的相關事實與數據以及療法。所謂的醫術，是根據患者的自述而對患者的經歷賦予意義和背景脈絡，因此我對患者的背景故事很感興趣。

「我現在所說的一切並不具決定性，不過我覺得應該思考這些症狀是否與工作壓力有關。」

唐諾沒有回答。

「這個症狀真的很罕見……而壓力的確可能造成某些極為罕見的情況，」我補充。我覺得自己似乎看到他的妻子微微點頭，應該是表示認同。但我不確定，因此沒有繼續說下去。

「不過現在我們不必擔心這個可能性，還有一些檢查得做。我們先看看檢查結果如何再說吧。」

我感覺到唐諾有所防備。我之所以這樣推測，是因為連他的幻覺也帶有某樣東西急欲逃跑的意味。但我保留最後的判斷，安排他接受一些檢查。

唐諾做了腦部磁振造影掃描，結果正常。看到幻想的卡通人物對任何人而言都不算正常，因此掃描結果正常似乎不可信。於是唐諾又做了腦電圖檢查，結果也同樣正常。

顯示癲癇的棘徐波放電，一天可能只會在腦電圖上出現一、兩次，因此很容易錯過，有時只有在癲癇發作的那一刻才能看到。大腦疲倦或有壓力時，較可能出現異常的情況。我安排唐諾再做一次腦電圖，這一次在他睡眠不足的情況下做。他在檢查的前一晚依照指示熬夜到凌晨四點，然後早上九點到醫院接受檢查。

睡眠不足是一種壓力源，可能同時提高腦電圖檢查結果異常及癲癇發作的可能性。事實上，睡眠不足的情況如果夠嚴重，有可能會導致癲癇發作。每個人都有癲癇發作的門檻，即使沒有腦部病變的人也一樣。藥物、酒精戒斷、睡眠不足、輕微頭部外傷都會對腦部造成足夠的刺激，可能導致癲癇發作。癲癇患者的發作門檻較低，因此不需要承受太多刺激就能誘發。

唐諾在睡眠不足下做的腦電圖結果也很正常。

「你的檢查結果都正常。這是好消息，」我對唐諾說。

當然，只有唐諾的情況好轉，這才能算是好消息。

「他又發作六、七次了，」他的妻子告訴我，「說不定更多次。我覺得他有時候會隱瞞沒說。」

問題並沒有消失，而目前為止我也無法解釋原因。大腦緊守著祕密不肯透露。如果症狀持續的時間短暫，找出病因的難度又更上一層。因為等到醫生見到患者時，症狀早已消失。

我不知道唐諾的問題出在哪裡。就像許多神經疾病，他的症狀是他個人特有的情況。我想不論是在之前或在未來，大概都不會有人出現和他一模一樣的情況。我知道要找出病因最好的方法，就是讓唐諾待在醫院裡，在他出現不適時立刻替他看診。唐諾幾乎每週都會出現幻覺。我料想只要讓他住院觀察至少一週，就有可能親眼目睹他發作的情況。他和我都只需要耐心等待。

我工作的癲癇中心有一個空間，一共有六張病床以便讓唐諾這樣的病患住院觀察。個別患者會待在單人房內全天候錄影觀察，並持續記錄他們的腦波和心率。護理師會持續觀察他們，隨時準備在患者不適時衝進病房。多數患者會住院五天，有些甚至會住院長達兩週，視需要而定。患者在這段期間絕對不能離開病房，不能淋浴或洗頭，只有上廁所時才有隱私，而且也不能在廁所裡待太久。這些患者都甘願受到這種打擾，許多人甚至還十分樂意。他們入住醫院時，都希望能讓醫療專業人員看到自己一直被迫隱忍的問題，並藉此獲得他們企盼已久的診斷結果，進而接受治療。

我向唐諾提議我可以讓他住進觀察病房。但他對這項提議興趣缺缺，尤其在我告訴他可能得住滿一週後更是如此。最後是他的妻子說服他要為了更長遠的好處著想。我們約定好住院日期，某個週一上午，我看到他兩手各提一個輕便的運動手提包走進住院區。他的妻子也跟著一起來。

「住一個星期的行李這麼少，」我看到他時對他說。

他看起來頗為緊張。畢竟一個低調的人即將要讓別人觀察自己的生活起居。住院區人員帶他到他的房間，幫他入住安頓，向他介紹他的監獄環境。技術人員也前來見他，並再次向他說明檢測的進行方式。他們將金屬圓鈕仔細用膠水黏貼在他的頭皮上。接下來幾天他們會定時檢查電極是否穩妥，如果發現鬆脫就會重新黏好。這些線路就像大型的彩色髮辮垂在唐諾的後腦。每一條線都接在一個名為電極盒的紀錄裝置上，而這個電極盒則收納在一個小包包裡，隨時都扣在唐諾腰上。一條三公尺長的電線由電極盒連接至固定在牆上的一台電腦上。在移除這些導線之前，三公尺就是唐諾移動距離的上限。

幸好在技術人員開始安裝這些東西後，唐諾看起來就自在多了。他對這些設備很感興趣，不停盯著電腦，看著電腦顯示他自己的腦波紀錄。技術人員說明流程，請他在察覺任何幻覺開始出現的跡象時便立刻按下一個按鈕。這項指示似乎讓他精神為之一振，因為他也參與了檢查的過程。這個標記事件發生的按鈕會警示護理師唐諾出現異狀，同時也標記當時的腦波紀錄波段以便讓我檢視。

「記得不要在廁所裡待太久，」我對他說。「如果在廁所裡發生狀況，我們會看不到。你有帶ＤＶＤ、書，或是任何打發時間的東西嗎？」

唐諾的其中一個行李袋放了一組船艦模型的零件，這個模型的尺寸看起來遠大過病房內的任何一張桌子。

「如果他喜歡你，他就會問你最喜歡的戰艦是哪艘，」他的妻子看到我盯著那個模型後對我說。

「這我得好好想一想，」我笑著說。

「都弄好了嗎？」唐諾問。

「都好了。現在我們只需要等待，」我告訴他。

這正是我們所做的事。一天、兩天、三天過去了，什麼事都沒發生。護理師輪班坐在遠端觀察站監測唐諾的情況。他知道有人在監測他，但看不到這些人。起初他似乎不太自在，因為他知道自己正在被人監看。他會不時看鏡頭，有一次他甚至在攝影機下方站了十五分鐘，仰頭盯著攝影機看。但最後唐諾也和其他人一樣漸漸忘卻這種打擾，如獨處時一般放鬆地沉浸在自己的世界裡。他也會忘了我們正在聽而直接講起電話來。有一次他對他的妻子說：「不會發作了啦。我只是在浪費國民保健署的錢而已。」護理師透過鏡頭二十四小時監看他的情況，連一分鐘也不錯過，因為這正是我們的職責所在。

技術人員每天會來檢視唐諾的完整腦波與心電圖紀錄。心律紀錄一整天都顯示相同模式，唯一的變化就是心跳加速和放慢而已。腦波則像潮汐一般有起有落，透露出個人的意識狀態。清醒與早餐後看報紙時的腦波呈現的是一種波型，睏倦和下午肚子餓時的腦波又是另一種波型，而睡著之後腦波的波型又會再度改變。我們無時無刻都在監視唐諾的腦波波型，但完全沒看到任何異常。

「讓他睡眠不足好了，」在我們等了夠久之後，我吩咐護理師。

如果唐諾住院期間沒有出現幻覺，他擔心白白浪費一週時間的疑慮很可能會成真。從我們的角度來看並不是白白浪費，因為我們已經盡力了，即便結果一無所獲而且令人挫折。我們說好讓唐諾熬夜到凌晨兩點，然後護理師在早上六點叫醒他。我希望藉由讓唐諾略感疲倦能找出他出現幻覺的原因。

「這樣我就能多做一點模型，」唐諾知道自己不能用睡眠打發時間後這麼說。船艦模型逐漸成形，他已經在組裝細部零件，如果他再不趕快回家，恐怕很難將這個模型完好無缺地搬回去。

「如果還是沒發作呢？」他問。

「那我們就再試一次。我會把你放在候補名單上，幾個月後你再回來。」

結果根本不必這麼做。隔天兩點唐諾就按下警示鈕。護理師趕緊過去替他做檢查。整個發作過程都被安裝在他房間天花板上的攝影機記錄下來。隔天早上我進醫院，在錄影紀錄上找到按下警示鈕的那一刻。

當時唐諾正坐在床邊的椅子上，手裡拿著警示鈕正在按鈕。但他看起來十分正常，如果不是因為他按鈴求救，我絕不會知道他有問題。我可以聽到外頭走道傳來的警鈴聲。這個鈴聲會向正在觀看螢幕的值班護理師發出警告，過了一會兒她便衝進房裡。不到三十秒，她已經站在他的床邊。

「他們不見了，」等她抵達時，唐諾對她說。「妳錯過了。」

「你能告訴我你的全名和住址嗎？」她問他。

他正確回答了。

「今天星期幾，是幾月？」

他又正確回答。

「你為什麼按鈴？發生什麼事嗎？」

「我睡著了之後被他們吵醒。」

「被誰吵醒？」

「我跟歐蘇利文醫師提過的那些東西。」

「幻覺嗎？」

「對。如果真的是幻覺的話。我睜開眼睛看到有東西在房間裡跑過去。他們從門口跑進來衝進床底下。就是這樣。」

「你現在還好嗎？」

「他們不見了……**那個**不見了。所以我現在沒事了，謝謝。」

我倒帶回去想看他呼叫護理師之前幾分鐘的情況。按下播放鍵後看到唐諾舒服地坐在椅子上打盹。前一晚被迫熬夜的疲倦讓他睡著，報紙就擱在膝上。他看起來很平靜。透過電腦的喇叭，我可以聽到他病房外的聲音。我按下快轉鍵，直到看到他動了才放慢播放速度。他醒了過來，坐在椅子上略微挺起身子，報紙從他膝上滑落至地面。唐諾沒有撿起報紙。他的右手放在椅子扶手上，手指開始輕敲。接著他舉起手，手指仍繼續敲動，彷彿他正在演奏一架小鋼琴。然後他伸手拿起電視遙控器，同樣是用他的右手。他開始按遙控器的按鍵，但電視的電源根本沒有開啟。後來遙控器從他手中滑落，但他的手指仍繼續按，彷彿遙控器還在他手中。他的頭轉向右邊，接著迅速轉向左邊。我心想此時唐諾一定是在看他的訪客行進。十秒鐘後，他在椅子上的坐姿才又放鬆。他的每個動作都很小。我可以明白現場監控畫面的人為何沒有發現異狀。因為直到他轉頭從房間一邊看到另一邊後，他的右手才拿起護理師警示鈴按下。幾秒鐘後，護理師來到他身邊，問了他例行性的問題以判斷他的清醒程度。他也輕鬆回答問題。

我親眼看完唐諾的發作過程後便立刻做出診斷。我已經看過太多患者出現手指輕敲的動作以及詫異的臉部表情。我的親眼見證已經足夠，但為了以防萬一，我還是拿了唐諾的腦波圖來確認我的想法。

每個患者穿戴的影像遙測裝置，至少都有二十五個電極黏貼在患者頭上。每個電極代表正下方的腦部區域。腦電圖有自己的語言，能為神經內科醫生提供腦部的構造指引。頭皮上貼的電極精確對應腦部的各個部位。每個電極都有一個全球通用的標準化名稱，由一個英文字母及一個數字組成。貼在頭部右側的電極均編號為偶數，左側頭顱的電極則為奇數。所有放置在中線上的電極則以字母Z取代數字。字母代表的是電極所在位置下方的腦葉。字母F表示電極位於額葉區域，T表示顳葉，C表示中央區域，P表示頂葉，O表示枕葉，Fp則表示前額葉（額葉最前端）。舉例而言，電極O2位於右枕葉區，O1位於左枕葉區。我在檢視腦波紀錄時如果發現異常，可以透過數字與字母知道腦部的哪個部位出問題。

腦電圖位置系統

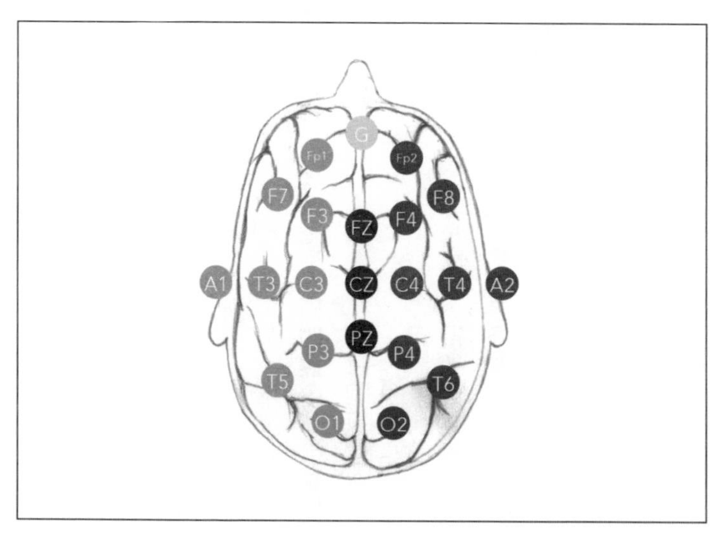

我將播放唐諾影像紀錄的視窗縮小放在螢幕一角以便繼續觀看，但這次我將腦波紀錄放在視窗旁一起播放，以便交互參照。唐諾坐在椅子上打盹時，腦波顯示的正是應有的波型，也就是正常睡眠時的緩波形。等他醒過來後，腦波則轉變為清醒時的波型。起初看起來仍舊正常，他只是從午覺甦醒而已，直到他右手的手指開始彈奏想像的迷你協奏曲，支持診斷結果的證據才出現。他頭皮上的T4與F8電極，也就是右顳葉上方的電極顯示鋸齒狀波型。這種波型並不正常。

我的視線從腦電圖移回影像視窗。唐諾拿起電視遙控器，我看到無益的放電隨著他的症狀一起加劇，像水面的漣漪擴大至他頭上的鄰近電極。不到一分鐘已經大幅擴散至幾乎整個右腦。唐諾依舊直挺挺地坐著，顯然已經清醒，但實則不然。如果護理師在此時跑來對他進行檢測，他想必一定很混亂。

唐諾的頭部隨著視線的移動而轉動。放電主要仍局限在右腦。我等著放電進一步擴散，但這種情況始終沒發生。接下來唐諾的表情和姿勢放鬆了。放電只有在一分多鐘的時間裡較明顯。在唐諾按鈕呼叫護理師的前一秒，放電終於消失了，總共持續近九十秒，接著大腦便立刻恢復正常。等護理師抵達時，那七個小矮人和他腦中無益的放電都消失了。

我不但對大腦的恢復力感到驚奇，也驚訝究竟動作得多快才能捕捉到異常的一刻。癲癇發作結束後不到兩秒，這股野火曾經存在的痕跡就消失得無影無蹤。如果我背對著腦電圖一分半，很可能就會誤以為完全沒有異常之處。如果我在唐諾出現幻覺的前後幾分鐘對他做檢

測，也同樣會一無所獲。在我們對唐諾所做的數千分鐘紀錄中，總共只有九十秒能證明他患有癲癇。

我把結果告訴唐諾。他的幻覺是癲癇發作的一種症狀。放電只擴散到這種程度就消失了，也因此他沒有癱倒或痙攣。

「癲癇？發作？妳確定？」我告訴他結果後，他說。

「對，檢查結果很確定。」

「那我為什麼會有癲癇？」他問。

老實說，我不知道。一點頭緒也沒有。唐諾的腦部掃描結果正常，他過去也沒出過意外或生病，所以無法從這個角度來解釋他罹病的原因。至少在新技術演進問世前，他的罹病原因將始終是個謎。

「我以為癲癇是指一個人會昏過去之類的……」

「目前已知癲癇發作時也會出現幻覺，不過我承認你看到的東西，比我先前聽過的患者描述都來得具體。」

唐諾的卡通訪客實在太奇怪也太明確，我因此被弄糊塗了，但我其實不應該這樣。當然卡通小矮人可能是唐諾特有的症狀，但也有許多類似的前例可循。潘菲爾德的數名患者所看到的景象，就像唐諾的一樣奇特。潘菲爾德刺激某位女士的顳葉時，她表示看到自己正在生孩子的逼真幻覺。另一名男性則是看到自己站在街角。還有一名男性表示自己聽到交響樂團演奏。潘菲爾德在患者非預期的情況下刺激他們的腦部，藉此檢驗這些異常敘述的真實性。他偶爾也會對患者說他正在刺激他們的腦部，但其實並沒有。這些幻覺都很一致，只有在他真正給予刺激、且刺激極為特定的地方時才會出現。潘菲爾德只能推測這些幻覺的源頭。他猜測這些幻覺是記憶，並且將腦部比喻為一部電影攝影機。

幻覺是一種無中生有的感官經驗，其實是常見的癲癇發作症狀。多數的幻覺都很單純，像是聞到氣味、看到彩色點或亮光等。處理氣味資訊的嗅覺區域如果受損，尤其容易造成癲癇發作。常見的癲癇前兆包括燒焦味或橡膠味。幻覺味覺，尤其是金屬味，是負責味覺感知的味覺皮質出現癲癇放電的特徵。枕葉區會產生單純的視覺幻象，例如在視野中出現移動的點狀物。初級視覺皮質產生的單純幻覺，表示該區負責的是基本的視覺處理功能。而顳葉生病時出現的多元症狀，則反映該區功能之廣。

我向唐諾說明了一切。

「這些都是癲癇發作。雖然不常見，但在癲癇發作時任何幻覺都可能出現。從腦電圖紀錄可以很明確看出來。」

「可是七個小矮人……？究竟為什麼是他們？」

問得好。我也和唐諾一樣對他的奇特幻覺感到訝異。唐諾希望能聽到更完整的解釋。我真希望我能提供。他是那種會追根究柢、注意細節，並試著徹底了解情況的人。但是以治療腦部疾病為業的我，已經習慣了凡事不一定有答案。我必須讓唐諾明白這點。

「我恐怕只能推測而已。我已經看到你的腦電圖上有不正常放電，所以診斷結果無庸置疑。至於『為什麼是小矮人？』，則是有各種可能。」

§

在癲癇發作時會看到詳細幻覺的患者，大多都是罹患顳葉型癲癇。進一步探究會發現，癲癇的肇因一定是顳葉某些正常功能出問題。

史上記錄最早的腦葉切除手術，發生在一八九一年的瑞士。接受手術的患者都有精神疾病，因此顳葉、額葉與頂葉都有部分遭到切除。一九三〇年代中期至一九五〇年代時常實施這種精神病外科手術，也就是破壞腦組織以治療精神疾病的手術。一九四九年，葡萄牙神經專科醫師埃加斯・莫尼斯（Egas Moniz）因精進本質上破壞額葉的技術而獲頒諾貝爾獎。而最驚人的是，執行這些手術的外科醫師、神經專家和精神病學家，都不知道各個腦葉的功能。人類在尚未合理釐清腦部功能前就已經實施這種手術，等於是蒙眼開刀。他們將有毒物質注射至腦部，在頭骨上鑽孔，切斷各腦葉之間的連結，用這些手術治療癲癇與精神疾病（更明確地說，應該是當時認定的精神疾病；精神病手術的許多被害人中不乏倔強的女兒、不服從或不忠的妻子）。

一九五三年，人類對顳葉的了解有了劃時代的進步，當時一名特立獨行的外科醫生切除了病患亨利・莫萊森（Henry Molaisan，通常稱為患者ＨＭ）的雙顳葉。亨利在手術後完全喪失了形成敘述性長期記憶的能力。他可以記得過去的細節，但完全記不住任何新事物。亨利成為醫生眼中的稀奇個案，從此在機構度過餘生，接受神經科專家與心理學家所做的各種研究。科學家透過亨利首度確認顳葉對記憶的重要性，尤其是海馬回。

海馬回的形狀類似海馬故有此名，它是大腦皮質（也就是大腦表層）的一部分。大腦皮質是思考、智能及記憶的器官，大致可分為三部分。新皮質占最大部分，只有哺乳類動物才有。新皮質有數層神經元，這個部位的複雜度賦予了我們複雜性。新皮質讓我們具有較高的認知功能。另外還有嗅皮質，左右半腦各有一個，只有兩層神經元。嗅皮質位於顳葉的中間部位，負責處理嗅覺資訊。最後是海馬回，位於左右半腦的中間表層，只有一層神經元自我折疊。ＨＭ就是因為切除了左右腦的海馬回，導致他出現嚴重的順行性失憶症。記憶會儲存在左右半腦，因此如果只剩下一邊的海馬回，依舊能健康生活，但失去兩邊的海馬回則會有嚴重後果。

亨利的記憶問題模式顯露出關於記憶儲存機制的新深入觀點。他還是能玩遊戲、閱讀、著裝、梳洗等，表示程序記憶或內隱記憶有保存下來。因此這類主動學習工作及運動技能的記憶，想必儲存於海馬回以外的地區。另外，他也保存了童年記憶，因此長期自傳式記憶必定也存在海馬回以外的地方。他也保存相對短期回憶或工作記憶。從亨利的特定缺陷可知，海馬回是將短期記憶轉換為長期記憶的重要構造。

自亨利不幸的手術以來，人類做了許多研究增進我們對記憶的了解。癲癇患者的腦部仍是豐富的資訊來源。二〇〇五年，有八名患者接受癲癇治療的探索性手術，在腦部的不同區域放置了微電極。接著科學家向患者出示隨機選擇的圖片，並測量監測區的神經元電流活動。此舉或許能顯示特定神經元會對特定圖片有反應。例如，某一名女性每次看到演員珍妮佛．安妮斯頓的照片就有一個神經元活躍起來。數張不同女演員的照片也能引發相同的反應。那個「珍妮佛．安妮斯頓」神經元在其他時候並未活躍。這也支持一項既存理論，亦即特定神經元代表特定物、人或概念的記憶。

當然，事實或許並不像這個研究所顯示的一個細胞負責一個記憶那麼簡單。首先，有些人認為每一段資訊其實都存有好幾個副本以避免遺失。此外，幾乎可以肯定的是，複雜的記憶並非儲存在腦部單一細胞，或單一位置的細胞群內。多數記憶都是藉由連結多個細胞群而儲存，每個細胞群負責保留某個豐富經驗的一部分。記憶的不同面向儲存在不同位置。例如，海馬回的某個區域讓我們擁有導航能力，顳葉的另一區則能回憶起某首曲子。在回憶某件事時，腦部可能需要動用聲音、影像與氣味等資訊，並以儲存在腦部不同區域的片段資訊重建回憶。這也是記憶如此不可靠的原因之一。為了想起某件事，腦部必須重播最初回應某特定事件而出現的神經連結模式。但這些細胞連結並不穩定，而且每次活化時都可能改變。並不是每一次重播都一模一樣，因此每次重播都有微幅改變記憶的風險。

潘菲爾德認為，顳葉包含的記憶是以忠於原貌的連續串流方式記錄。他認為刺激顳葉可以釋放這些記憶。唐諾的卡通人物訪客當然有可能來自於某個記憶。也許他的長期記憶中儲存了「七個小矮人特殊神經元」，源自於他已經遺忘的某個童年經驗，也或許來自於他年輕時陪伴孩子的那段時光。

但說不定他們並不是記憶，而是他憑空想像出來的人物。記憶和想像力密切相關。我不需要親眼看見唐諾的卡通人物訪客，也能想像他們看起來可能是什麼模樣。他一告訴我小矮人的事情，我腦中馬上就浮現他們的模樣。功能性磁振造影研究顯示，想像也會動用到海馬回。值得注意的是，潘菲爾德有數名患者在幻覺情景中是以外人的視角來看自己，這稱為自見幻覺。女性回憶自己的生產經驗時，是否通常以外人的角度來看？以記憶來說，這似乎不尋常。或許想像力刺激是比較合理的解釋。顳葉負責處理複雜的視覺記憶，儲存熟悉物品、臉孔、形狀與色彩的記憶。或許癲癇發作時的放電為唐諾創造了某些新的記憶，而非擷取既有的回憶。通過顳葉的電湧可能會讓眼中的世界變得極為奇異。

現階段我們仍無法了解，也許新一代的科技能為我們提供一塊更有用的拼圖。唐諾努力思索良久，想釐清自己過去在哪裡看過那些人物，但怎麼也想不起來。幸好我們並不需要了解一切也能治療唐諾。唐諾服藥後，癲癇再也沒有發作。他的復元情況良好，因此我也沒再見過他。而他也從未問過我最喜歡哪一艘戰艦。或許，他已經明白我對許多問題都沒有解答。

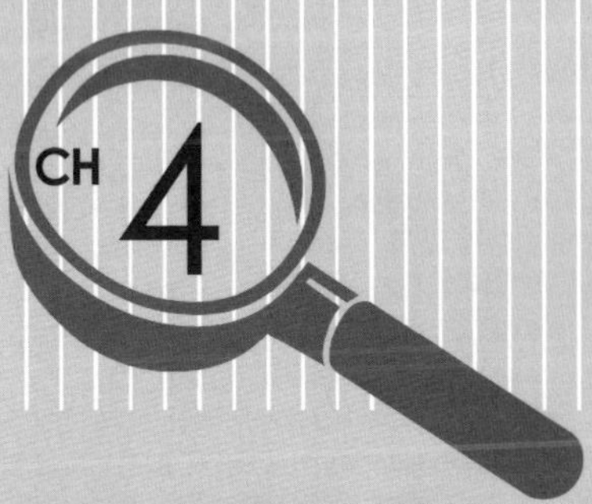

重獲新生

與其說是鳥兒或金工藝品，倒更像奇蹟。

——葉慈（W. B. Yeats），〈拜占庭〉（Byzantium, 1933）

禁食、運動、喝醋、打噴嚏和清痰，這些都曾經是癲癇的療法。飲食建議、拔罐、休息、中藥也都曾是癲癇的建議療法。幸好我們如今進入二十一世紀，情況已大幅改變。目前癲癇有許多治療藥物，全都足以讓患者過著正常的生活。但這些藥物無法根除癲癇發作，只能加以控制。兒童的癲癇也許會隨著年紀增長而消失，但對多數成年後才第一次發作的人而言，癲癇通常會跟著他們一輩子。不過好消息是，多數人只要服藥，癲癇就不會再發作。

成人腦部的恢復能力有限，因此神經內科醫師往往側重於設法保護及保存腦細胞，而非尋找療法。對於中風患者，目前所有的治療方針都在於盡快去除血栓以恢復腦部供血，如此才能預防損害。而如果是過去發生的中風，現有的醫療恐怕難以治癒腦部喪失的功能。治療的目標在於減輕損害程度。帕金森氏症、頭部外傷、多發性硬化症及感染的管理策略，都是以保護腦部為目標。神經內科醫生的職責所在，就是努力保存腦細胞，因為沒有人知道如何替換腦細胞。腦部疾病的療法和以往無異——幾乎一樣落後。

我認識瑪雅已經十年，而她的癲癇病史比我們認識的時間更久。事實上，瑪雅的癲癇病史比我的年紀還大。瑪雅和我在東倫敦的門診診間初次見面時，她已經五十九歲。她說話輕聲細語，衣著得宜，非常有禮又溫柔，但隨著我們逐漸熟稔，我開始看出她舉止所隱藏的內在力量。

瑪雅總是與丈夫以馬內利一起來診所。她是名家庭主婦，而她丈夫則在超市工作。以馬內利工作的地點離我家很近。他和瑪雅一樣和藹可親。每次我到那家超市總會特地留意他的身影，但我們的行程一定截然不同，因為我從來沒在店內看過他。

瑪雅在十歲時罹患癲癇，但她始終說不清發病的經過。幾乎從她有記憶以來，癲癇就已經是她生活的一部分。她父母在世時，她從未問過他們癲癇的事。我們初次見面時，她已經無人可問。事實上，瑪雅能向我提供的病情說明十分有限，但這並非她的錯。她唯一能分享的癲癇經驗，就是在發作後清醒。有時她會發現自己躺在地上，或是錯過了半小時的電視節目。有時她獨自在廚房時，會沒來由發現潑灑的液體，像是桌面或地上的一灘牛奶。她也會面臨時間跳躍的問題，上一刻在盥洗，下一刻則在上廁所。

她的丈夫會替她也替我填空。

「她的樣子會有點奇怪，」他對我說。「如果不嚴重，大概持續幾分鐘，如果嚴重的話，持續的時間就長得多。」

「她發作的時候到底是什麼樣子？」我問。

「大多時候都不像一般癲癇發作的樣子。她不會癱倒，只有偶爾會這樣。她通常只會恍神一會兒。」

「她發作的時候會講話嗎？或是手或腳會有什麼動作？還是臉部有什麼表情？」

他想了一會兒。他們已經結褵超過三十年，他看過她發作三百次，但他依舊無法輕鬆用言語描述。

「我用最好懂的方式來解釋好了，」他說。「在店裡總是有找不到錢包的人。她看起來就像那樣！他們會慌慌張張地翻包包，翻遍每個口袋，不停把東西拿出來又放回去。妳明白嗎？」他得意地笑著。

我的確明白。這個說明很絕妙，我完全可以想像他描述的情況。

「她在這種時候會說話嗎？」

「她的神智並不清楚。這時候和她說話一點意義也沒有，因為她不會回答。」

不過並不是每次癲癇發作都像這樣。這類癲癇每週至少發生一、兩次，但每隔幾個月她還會有一次大發作，情況比這些嚴重得多。

「嚇到我的是那些嚴重的發作，」他說。「她會倒在地上停止呼吸，口吐白沫，看起來像是垂死的女人。」

「這種發作會怎麼開始？」我問。

「跟其他發作一樣，只是這種的不會停。」

「你看得出來小發作要變成大發作嗎？」

「有時候可以。如果變嚴重，她的眼睛會睜大。等著看她會發作到什麼程度是最糟糕的部分。看到發作結束，知道這次發作不是嚴重的那種，真的會鬆一口氣。」

診斷結果毫無疑問，我提出上述問題只是試圖要找出癲癇發作在腦中的根源。瑪雅並沒有感受到任何異樣或預警。以馬內利也說不出瑪雅某肢端的活動幅度是否大於其他肢端，或嘴巴或臉部是否有任何特殊的動作。我們只能確定每次發作都持續數分鐘，而且都同時伴隨

或事後出現全然的混亂。瑪雅發作時看起來總是不安、焦慮且恐懼，但她事後都記不得那種恐懼。

瑪雅在一九五〇年代在烏干達的一座小鎮首度確診，但當時所說或所做的一切都沒有留下紀錄。數十年前才開發出第一種治療癲癇的藥物。瑪雅的家境在社區中相對富裕，但當時她所住的地方是否能夠取得這種藥物仍然令人懷疑。不論過去或現在，癲癇在開發程度較低的國家都較為常見。瘧疾與囊蟲病等疾病若感染腦部導致損傷，就會造成癲癇發作。然而，雖然盛行率高，但在烏干達等國家，多數癲癇患者仍無法接受適當治療。時至今日依舊如此。

直到一九六〇年代舉家搬到英國，瑪雅才開始接受治療。醫生為她開立苯巴比妥，也就是當時少數的抗癲癇藥物之一。這種藥物能減少癲癇發作次數，但無法完全避免癲癇發作，而且副作用導致她整天昏沉嗜睡。她學校畢業不久後便搬到倫敦，希望能上大學，但癲癇發作及藥物讓她無法依照自己的期望發展。最後她留在家中幫忙母親，看著弟妹一一長大。

搬到英國數年後，瑪雅的苯巴比妥劑量加重了。等到加重的劑量也幫不了她時，她開始服用第二種藥物。她內心掙扎是否要繼續服藥，因為她幾乎感覺不到癲癇的存在，但對於服藥的副作用卻再清楚不過。有時她甚至懷疑，癲癇發作是不是家人為了把她關在家裡而對她使的詭計。這類想法讓服藥感覺像是不必要的殘忍。她沒服藥的時候感覺很好，因此有時她就真的不服藥了。她早上起床，從藥罐子倒出兩顆藥錠，然後把藥塞進洗手台的排水孔，接著打開水龍頭。她這麼做的時候心情會比較好，而且其他人似乎也沒注意到她的舉動。但遲早有一天她會在浴室的地板上醒來，全身瘀青，舌頭疼痛腫大。或是她母親會發現她癲癇發作，氣得堅持要她去看醫生。接著瑪雅被迫承認自行停藥，並保證絕對不會再犯。

這種停藥又開始治療的模式在幾年內重複了幾遍，直到發生了一件事嚇壞了瑪雅，讓她從此再也不敢不服藥。多年後她回憶當時自己正走在那條兩旁都是連棟房屋的熟悉街道上，前往她每週都會去好幾次的一家雜貨店，突然間她獨自恐懼地站在從來沒看過的馬路上，就連房屋的樣式也很陌生。她的購物袋和皮包都不見了。有一名女子站在門口看著她。瑪雅不知道自己身在何處，怎麼來到這裡，也不知道當下幾點，或自己離家有多遠。

「親愛的，妳還好嗎？」那名女子問。

瑪雅明白對方的問題，但說不出話來回答。另一名女子從屋內走出來加入她們。

「妳認識她嗎？」第二名女子問第一名女子。

「妳好像迷路了，」其中一人說，但瑪雅依舊說不出她的窘困。

「也許她不會說英文，」第二名女子表示。

「是……」瑪雅掙扎著吐出一個字。

「是，妳不會說英文，是這樣嗎，親愛的？」第一名女子問。

瑪雅哭了出來。

我的患者常告訴我他們在公共場所癲癇發作的不愉快經驗。這些故事都糟糕透頂，有時

我甚至認為這就是癲癇患者唯一會有的經驗。但其實不是，民眾對癲癇患者的態度通常都是和善多於殘酷。

這兩名女子幫助了瑪雅。她們看得出來她既害怕又不舒服，但並不在乎當下的原因。她們請她進屋。我所認識的瑪雅如今雖然已經七十多歲，但給人的感覺仍十分嬌弱且像個女孩。我可以輕易看出她的內心比外表年輕得多，並想像她在那個年紀想必看來十分嬌弱。那兩名女子替她到了杯水，討論著該怎麼做。她們對瑪雅比手畫腳，想找到可以和她溝通的語言。她們指著電話，瑪雅搖了搖頭。就算她能打電話，她家裡也沒有電話。最後問題自己解決了，瑪雅的腦袋開始清醒，逐漸恢復了時間觀念和語言能力。她坐下來五分鐘後終於可以開口說話，向她們解釋自己患有癲癇，剛才一定是癲癇發作。她發現自己離家並不像她先前恐懼的那麼遠。等她的情況恢復後，那兩名女子陪她一起走回家。瑪雅始終沒能找回她的購物袋與皮包，從此也沒再漏掉任何一次用藥。

全球有五千萬人患有癲癇，在英國有六十萬名癲癇患者。接受正確治療的癲癇患者中，有七成病情可以緩解。他們的癲癇不再發作，不過許多人必須終生服藥。瑪雅則屬於另外三成患者，儘管試過多種不同藥物，癲癇仍持續發作。

有時治療癲癇很容易，只要開了藥，患者的病情就會好轉。不幸的是，情況並不一定都是如此。如果第一種藥無效，你必須嘗試第二種，然後第三種。如果第三種也無效，你就知道自己的努力失敗了。針對必須服用一種以上藥物的患者所進行的長期追蹤研究觀察顯示，後續改用的每一種藥物效果會逐漸遞減，但由於癲癇發作對個人生活的破壞力極大，因此許多人會容忍服用十幾種或甚至更多種藥物。即使他們知道機會渺茫仍會繼續嘗試。這些藥物可能有驚人的副作用，因此如果藥效不彰，副作用就顯得加倍惱人。患者對藥物的反應各有不同。適合某個人的某種藥物，不一定適合另一人。如果某個人時常有失能型癲癇發作，他們通常會願意嘗試任何可得的新療法。每一種新療法都可能有助改善病情，但也有無法預測的風險。在一九九〇年代，一種名為vigabatrin的新藥上市，且有大量臨床試驗證實其藥效。這種藥符合新藥的各項預期標準，也像其他抗癲癇藥物一樣具有許多小副作用，像是嗜睡、暈眩等等。但直到有大量癲癇患者開始服用該藥，才發現這種藥物具有視網膜毒性，結果造成許多已經因為癲癇發作而失能的患者嚴重的視覺損害。這是罕見的恐怖故事，但仍能提醒我們對某些人而言，如果適應不良，停止更換藥物或許才是明智之舉。

瑪雅嘗試了六種不同藥物。某天，她明白了改變用藥的枯燥過程，比癲癇發作更浪費她的生命，於是她拒絕嘗試任何新藥。當時她服用的藥物已經讓發作次數減少一半，因此她接受自己的病情不會進一步好轉的事實。

我認識瑪雅的時候，她的癲癇病史已將近五十年。她包容癲癇，與疾病共存。在我看來，她的生活過得很好，也許不是沒有罹患癲癇的她可能過的生活，但還是不錯。她沒機會取得任何證照，健康狀況也不允許她工作，但她從其他方面彌補了這些損失，並透過自己的選擇獲得極大幸福。她結了婚，生了五個孩子，並以她的孩子為榮。美滿的家庭讓她滿足。

她在接受罹患癲癇就是她這輩子的宿命後，便不再與醫師討論病情，開始照常過日子。

瑪雅之所以來我的診所看診，是因為她的生活出現了兩個變化。由於她的孩子已經長大成人，各自離家獨立，她獨處的時間因此愈來愈長。瑪雅的家人擔心她的安全。另一件事就是，一直以來替她看診的家庭醫師退休了。她的新醫師堅持要瑪雅重新檢視她的癲癇用藥。瑪雅只好不情願地走進我的診間，內心幾乎不抱任何期望。她沒想到的是，我自己的期望也和她的期望一樣低。我已經看過她的病歷，知道她的治療效果有限。我在開始問診前就已經下定決心，盡力不去擾亂一個看似不特別破碎的生活。

「什麼藥對她都沒用，」在我們談過她的情況後，她的丈夫對我說。

「我明白，但現在有新藥。雖然沒有奇蹟，但如果妳有意願，我可以試試其中一種比較新的藥物。」

我看著面前這位神色自若、帶著禮貌微笑的女子，心理擔憂該提供她什麼選擇，是可能有幫助的新藥，還是什麼都不做，或是動搖她目前維持在脆弱平衡狀態的生活？我思忖眼前這名女子是否真的想冒這個險。

「我什麼都試過了，」瑪雅對我說。

「信不信由妳，但妳真的還沒試過所有的藥。如果妳願意嘗試，我還可以提供妳其他許多藥物。」

「那些藥比較好嗎？」她丈夫懷抱著希望看著我，但我知道我馬上就會讓他希望破滅。

「不一定比較好，只是不一樣。這些藥的副作用當然比以前的藥物少，所以服用起來的感覺通常比較好。」

「服用起來的感覺比較好？」

我給了他們希望，但不讓他們期望過高。任何對腦部有效的藥物一定都有潛在不舒服的副作用，像是嗜睡、失去平衡感、損害記憶、性格改變、躁進、焦慮或憂鬱等等。想操控大腦，就要冒著改變個人基本面的風險。

「妳覺得呢？」瑪雅的丈夫問她。

「我們照妳的吩咐做，」瑪雅對我說。

「妳很清楚癲癇發作對妳的生活影響有多嚴重。妳有很多事想做卻不能做？」我問。

這對夫妻面面相覷，臉上的表情說著當然有些事她沒辦法做。

「我想妳今天來這裡是想知道有沒有其他可行的辦法，」我沒得到回答，於是又說。

「新藥可能有效，也可能沒效？或是讓我的病情加重？」

「如果沒效，我們隨時都可以停藥。當然，我不會強迫妳吃自己不想吃的藥。不過開始和停止用藥都要花一些時間。」

「請問醫生，」瑪雅說，「目前還是沒辦法治癒嗎？都過了這麼多年了？」

她的語氣聽來彷彿覺得光是提問就已經是在勉強別人。我萌生了一股罪惡感。我並沒有告訴她所有選項，這次是我們的初診，我還不是很理解情況對她來說有多難受。當時我也不明白她的人生目標，以及她多有勇氣達成自己的目標。對我來說，她只是個大半輩子都與不穩定的腦部疾病共存的女人，而且繼續這麼做可能對她比較好。但也許她提出的最後一個問題表示，承擔她的重擔並不像她表現得那麼輕鬆。

「嗯……還有另一個選項，不過只適合少數人，而且是一件大事：就是開刀。」

「開刀？在腦部開刀？」她丈夫說。

「對。」

「喔不，醫生，我們不想開刀，」他說，「不行、不行、不行。」

對少數癲癇患者而言，手術或許可以治癒他們。如果有效，感覺就像魔法一樣，否則可能只是情急之下姑且一試，不但造成心理創傷及後果，還一點效果也沒有。瑪雅已經五十九歲，以當時接受這種手術的患者標準而言年紀偏大。

「這**的確**是大事一件，」我同意，「不過如果有效……」

「不行、不行、不行，」她丈夫只是不停搖頭。

「瑪雅？」我說。

「妳說**如果**有效，」她丈夫插話。

「對，不一定每次都有效，手術有風險，但如果你們有興趣，討論一下可行性也沒什麼損失。瑪雅？」

「**我**可以開刀，而且可能治好？」瑪雅在她丈夫再度開口抗議之前先發制人。

「目前我還不能很肯定。也許可以。我可以安排妳做一些檢查，看看妳適不適合開刀。等做完檢查，我可以告訴妳這個療法是否可行，以及對妳來說這個手術的風險有多高。」

我幾乎希望她會拒絕。萬一我建議她動這個可有可無的腦部手術，結果讓這名原本生活美滿的女子病情惡化怎麼辦？她並不是罹患危及性命的腦瘤，必須加以切除。手術並非必要，而是一個選項。

「並不是每個人都適合動手術，」我重申，「而且這是**大**手術，畢竟是開腦手術。不過針對妳的提問，沒錯，某些人動了手術之後的確可以治癒。」

「這個手術牽涉到哪個部位？」瑪雅問。

這是我第一次看到瑪雅堅強果敢的一面，這名女子雖然每週都會癲癇發作，卻仍養育出五名成功的子女。瑪雅知道一些她丈夫和我都不知道的事，就是永遠活在癲癇陰影下的感覺。

「妳的病都跟了妳那麼久了，」她丈夫說。

他從沒見過沒有癲癇的瑪雅。也許是因為他一直以來只認識目前的瑪雅，因此不認為值得冒險動手術。

「先做檢查了解一下情況，不會有什麼損失，」我說。「確認妳適不適合手術，並不表示妳一定得接受手術。妳隨時可以改變心意。」我看著面前兩張意見相左的面孔。「如果我是妳，我會接受檢查。」

「好的，醫生，我會做檢查，」瑪雅看起來非常滿意。

「在此同時，也許我們也可以嘗試一種新藥。如果有效，也許我們根本不必再談手術。」

瑪雅已經服用六種藥物，因此第七種藥大幅改變她的生活的機率很渺茫。但如果我打算轉介她接受開腦手術，我想先完全確定自己已經試過所有更安全的選項。這個藥物想當然爾無效，機率原本就不高。在此同時，手術似乎已勢在必行，瑪雅也想嘗試這個選項，儘管她的丈夫並不希望她開刀。

瑪雅在我們認識的許多年前，就已經做過磁振造影掃描。當時磁振造影對神經內科醫生而言仍是一項新技術。而當年讓我們驚嘆不已的照片，如今看來已顯得粗糙。那次的掃描結果顯示正常，但我替她安排重做的掃描結果則不然。科技終於追上了瑪雅疾病的腳步。

諷刺的是，在研究慢性頑性癲癇時，我們往往會因為發現檢查結果異常而感到開心。

「好消息，」我對她說，「掃描顯示左顳葉有一個小傷疤。」

神經內科醫師有時會用「傷疤」來婉轉指稱掃描顯示的異常。這是比較輕描淡寫的用詞。以瑪雅的病例而言，她的左海馬回看起來比較小，而且已經萎縮，相較於右海馬回，看起來也比較亮。掃描結果符合名為「顳葉內側硬化」（mesial temporal sclerosis）的病症（Mesial是medial〔中間〕與basal〔基底〕兩個字組合而成，意指顳葉表面下方內側的位置）。顳葉內側硬化是指喪失顳葉最深層的神經元，也是早就公認的癲癇肇因。

「所以妳可以開刀？把那個疤切掉？」瑪雅試探性地問。

「恐怕沒那麼簡單。」

腦科學充滿了許多誤導及不可靠的資訊。在神經學領域的執業過程中，並不一定隨時都覺得自己十分科學。神經內科專家必須根據言語難以形容的含糊敘述，以及掃描結果顯示的陰影，來做出推論。人們往往以為癲癇患者的腦部掃描結果一定能發現異常，而且後者一定是前者的肇因，但不能這麼假設。除了其他原因外，顳葉內側硬化可能是重複性或延長性癲癇發作造成的結果。這個疤痕可能導致瑪雅癲癇發作，也可能是她的癲癇發作造成這個疤痕；就和先有雞還是先有蛋的問題一樣。瑪雅的癲癇可能源自她腦部的任何地方，而顳葉內側硬化只是一個副產品。如果真是如此，即使切除疤痕，她的病情也不會好轉。

「我想這個疤痕可能是妳癲癇的原因，但在我們思考進一步的行動前，我還需要更多證據，」我對她說。

我希望在影像遙測病房觀察她癲癇發作的情況，能讓診斷結果更為精確。我可以透過這些臨床及腦電圖線索，試著追蹤癲癇發作在她腦部的根源，並希望這些線索帶我去的地方是左海馬回。

瑪雅下一次和我見面時，已經住進影像遙測病房接受監測。

「謝謝妳，醫生，」瑪雅第一百次向我道謝。

我真希望她別再謝我了。醫生原本就該告知患者所有可能出問題的潛在情況。患者希望

破滅後的當面指責可能是最難接受的情況，因此醫生學會不要期望過高。對醫生而言，治療失敗的記憶，會比治療成功的記憶還要鮮明。他們已經被訓練成策略性悲觀主義者。

「妳的孩子對開刀有什麼想法？」我問瑪雅。

我擔心她丈夫會再度試著勸阻她動手術。他替她擔心。我希望她其他家人能支持他們兩人。

「我還沒告訴他們，」她回答。

「先了解所有情況再說。」

「沒錯，」她露出微笑。

我正看著一名談判高手發揮功力。她坐在床邊，膝上放著一本書，桌上擺著一疊雜誌。這名女子已經做好長時間等待的準備，要讓我親眼目睹她癲癇發作的情形。她身旁的窗台上擺滿了「早日康復」的卡片。

「他們知道妳住院了？」我問她。

「我告訴他們妳要幫我做一些檢查。」

「不需要跟他們解釋得太清楚，」我說。

「他們有自己的生活要過，」瑪雅說完微微一笑。

我們靜靜地滿懷希望等待。癲癇發作就像公司，也像天氣，總是難以預料。不過瑪雅的雙面刃好運再度發揮作用，住院五天期間，她的癲癇發作了兩次。我告訴她這件事時，她還高興地拍了拍手。她先前已經懷疑有異狀，但不敢肯定。

「護理師不斷問我沒事嗎，所以我希望我有發作。妳有取得想要的資訊嗎？」

我的確有。那天上午我都在看瑪雅的紀錄。

第一次癲癇發作發生在她入院第二天的傍晚。影像顯示瑪雅當時醒著，坐在椅子上看著窗戶，似乎陷入沉思，她的腦波很正常。腦內放電風暴發生前很少會先起風，而是幾秒內便爆發。瑪雅的放電立刻影響了她的腦部，而且最初的影響十分明確：就是恐懼。她的表情完全被恐懼吞噬，但並未伸手按鈴。不論她當下經歷了什麼，都導致她脫離了周遭的世界。

她開始尖叫，是我已經聽過不下百回的哀求叫聲。癲癇發作時的叫聲，和發作時的情景一樣獨特。我和一位同事背對背坐在辦公室裡看著癲癇發作的錄影畫面，我可以聽到她在做什麼，但看不到畫面。有時她正在看癲癇發作的影像紀錄時，我無需看到畫面也能知道發生什麼狀況。我已經學會辨別不同的叫聲。瑪雅的叫聲屬於顳葉癲癇發作。我很慶幸自己從未親眼目睹一個人陷入真正的恐懼，但如果我確實看到了，這大概就是我可能會聽到的叫聲。充滿恐懼的叫聲。

這個叫聲替瑪雅傳達了她在意識清醒下絕對不可能發出的聲音，也驚動了護理師，有兩名護理師跑了過來。

「妳還好嗎？還好嗎？」其中一名護理師一面說，一面將瑪雅的餐盤桌推到安全距離之外。

「記住藍色，」另一名護士一面大聲又清楚地說，一面在瑪雅的椅子旁蹲下。瑪雅抓住那名護理師，緊緊攫著她的手臂。她睜大了雙眼，雖然沒再發出叫聲，但不停東張西望，彷彿有什麼可怕的東西隱藏在附近，她正努力要找到那個東西。

「妳沒事，妳沒事，」那名護理師不停說著，「告訴我妳的名字，告訴我妳在哪裡。」

瑪雅沒有回答。

「沒什麼好怕的，妳和我們一起在這裡很安全。妳沒事，妳沒事，妳沒事，」那名護理師不斷輕拍瑪雅的手背安撫她。

「瑪雅，妳能告訴我妳在哪裡嗎？」第二名護理師問。

兩位護理師都知道，幾小時後我看錄影畫面時，會需要充分的證據顯示瑪雅當時的意識清醒程度。瑪雅知道自己在醫院裡嗎？她能跟人互動嗎？一名護士從口袋拿出一枝筆給瑪雅看。

「這是什麼？」

瑪雅無視那枝筆，彷彿它根本不存在。她已經停止尖叫，但開始用力咀嚼。她伸手將那張餐盤桌拉向自己，開始在桌面上的物品間翻找。她左手拿起一根叉子又放下，然後拿起一把刀子輕敲盤子。護理師扳開她的手指將刀子拿走，放到她拿不到的地方。瑪雅翻找東西的那隻手開始整理一疊雜誌，將最底下那本抽出來放到最上面，不停重複這個動作。她的左手把玩著可觸及範圍內的各種物品，右手則相對靜止並開始僵直，手指伸得很直，拇指則是緊靠著手指，就像有人用手在牆上玩模仿鴨嘴獸的投影遊戲。同時，瑪雅的頭部緩緩用力地轉向右側。

「要變成泛發性了，」我心想。恐懼的尖叫、咀嚼、摸索、手部擺姿勢、轉頭，每個階段都具有意義，我正看著放電在瑪雅的大腦皮質擴散。患者的癲癇發作放電從局部擴散至全腦之前，往往會出現某個十分特殊的徵兆：他們的頭部會堅定而用力地轉向一側。我看到在局部性發作中突然出現這種不自然的轉頭動作，就已經預期這個人接下來就會癱倒抽搐。

即使事發隔天才看到，但錄影畫面中的瑪雅轉頭依舊讓我緊張起來。我屏住呼吸，即使我知道她很安全，等看到幾秒鐘後癲癇發作驟然停止才鬆了一口氣。放電減弱，瑪雅恐懼的表情也逐漸緩和。幾秒鐘後，她全身放鬆下來，轉頭看著兩位護理師，對她們露出親切的微笑。

「瑪雅，妳好一點了嗎？我手裡拿的是什麼？」其中一名護士說，拿筆給她看。

瑪雅伸出手試著接過筆。護理師緊握著筆又問了一遍：「妳知道這是什麼嗎，瑪雅？這是幹嘛用的？」

瑪雅抬起左手揉了揉鼻子。她已經對那枝筆失去興趣，開始左顧右盼。她輕笑了一聲。護理師一遍又一遍地問：「妳叫什麼名字？我手裡拿的是什麼？」過了一分鐘，瑪雅的眼神才開始露出她已逐漸恢復意識。

「妳知道自己在哪裡嗎？」

瑪雅點頭，不自在地笑了笑，但沒有回答。

「這是什麼？」護理師再度指著那枝筆。

瑪雅沒有回答，但現在注意力比較集中了。她似乎終於對護理師說的話有反應了。

「妳知道這是什麼嗎，瑪雅？」

「是，」瑪雅說出第一個字，「那是……那是……」她不自在地笑了起來，「我知道的！」

「如果妳不記得這個東西的名稱，也許可以告訴我它是幹嘛用的？」護理師做了另一種嘗試。

瑪雅做出拿筆寫字的動作，又笑了起來。她看起來很不好意思。

「很好，」護理師說。「妳可以用右手指窗戶，然後用左手指天花板嗎？」

瑪雅照著她的指示做了。

「這裡面裝的是什麼？」護理師拿起瑪雅的眼鏡盒給她看。

「眼睛，」瑪雅雙手一拍，彷彿正確答案就在舌尖。她拿出眼鏡戴上。「眼睛？」她說。

「妳說得出這個東西的名稱嗎？」

瑪雅露出明顯挫折的表情聳聳肩又搖搖頭，用唇語說著她無法真正說出口的那些字。這種情況持續了兩分鐘，直到她突然說「寫、寫」，回應再度提出的筆相關問題。接著她大嘆了一口氣，說出「筆」這個字，所有人明顯都鬆了一口氣。說了「筆」之後，她又說了「眼鏡」，一分鐘後她已經可以正常對話。她告訴護理師她覺得很疲倦，她們扶她上床，瑪雅很快便睡著。

我看著第二次癲癇發作的錄影畫面，情況和第一次幾乎完全相同，只除了這次發作的時間比較短，最後也沒有緩慢、具威脅性的轉頭動作。

我看著腦電圖紀錄，上頭出現癲癇發作時的鋸齒狀波型，十分明確又獨特，就出現在瑪雅表情一變的那一刻。最初幾秒鐘，鋸齒狀波型僅限於二十四個電極紀錄中的兩個，也就是貼在緊臨髮際線後方與左耳上方的F7電極，以及在F7電極後方幾公分的T3電極。這兩個電極對應的是顳葉的最末端，也最能顯示隱藏在顳葉末端下方的顳葉內側情形。

§

瑪雅的癲癇發作以實際行動向我訴說故事。恐懼、喪失覺察能力、坐立不安、手臂動作、喪失語言能力。對神經科學家而言，像恐懼或其他情緒這類主觀抽象的經驗總是最難研究。你要如何研究真正的恐懼？或是人為方式造成的真正快樂？功能性磁振造影研究通常比較的是一大群人的腦部反應，但每個人自己獨特的情緒生活該如何比較？

更甚者，情緒處理會同時發生在左右大腦。如果兩側大腦都控制某項功能，其中一側的損傷會由另一側彌補。在功能性磁振造影問世前，只有兩側大腦的相應區域都受損，才能判定該區域缺損的影響，以及後續的相關功能喪失。但多數非致命且能讓患者接受檢查的中風及頭部受傷，都是腦部單側出問題。嚴重到造成兩側大腦損傷的意外，不是會致命，就是會造成廣泛性失能，因此難以一一區別失能情況。

以恐懼而言，癲癇也能貢獻一些深入了解。恐懼是眾所周知顳葉癲癇發作常見的症狀，由此可推測顳葉與情緒處理有某種關聯。顳葉內側結構（包括海馬回、杏仁核及海馬旁迴）的電刺激可以明確引發恐懼反應。

動物實驗進一步提高這項假設的精確度。杏仁核是位於海馬回旁的杏仁狀結構。人類有兩個杏仁核。針對獼猴所做的歷史研究顯示，切除兩個杏仁核後會降低牠們對威脅的注意力，使牠們警戒心降低，且更可能探索而非躲避新事物。但真的能從動物行為推斷人類的行為嗎？要如何判斷動物行為改變真的是因為缺乏恐懼感所致？也許這些猴子只是喪失了辨識物品的能力。切除杏仁核導致的是視覺辨識問題，還是情緒問題？

人類的杏仁核研究難度很高。雙邊杏仁核喪失功能的情況尤其罕見，但曾經發生過。一九九四年，一名女子（後來稱之為ＳＭ）因某種罕見的遺傳性疾病導致左右杏仁核受到損傷。她因而變得勇敢無畏。即使面對他人可能覺得恐怖的事物，她也能展現勇敢。但缺少了杏仁核對ＳＭ的生活並無益處。恐懼能保護我們，少了這種情緒導致ＳＭ遭搶及受到其他暴力攻擊的次數高於平均值。

更近期的功能性磁振掃描進一步提升我們對杏仁核的了解。這個構造的確是處理恐懼的重要部位，但我們也愈來愈明白無法針對特定功能將大腦劃分為明確中心，尤其是像情緒這麼複雜的功能。杏仁核與恐懼制約及恐懼的表現有關，但就像所有腦部功能，杏仁核也會與腦部其他許多區域合作，是我們的即時警示系統。感官訊號在抵達腦部較理智的部位前會先來到這裡。杏仁核會做出直覺回應，之後我們才仰賴額葉確認剛才的回應在社交上是否合宜。恐懼並非杏仁核唯一的反應，它們也可能讓我們出現攻擊行為或轉身逃跑（也就是著名的「戰鬥或逃跑」反應）。恐懼、焦慮、憂鬱和攻擊性，全都與杏仁核有關。

腦部的情緒功能仍在研究階段，但根據目前既有的知識已足以判斷瑪雅在癲癇發作初期出現的嚴重情緒崩潰，是直接來自這個隱藏在她顳葉中的杏仁狀組織的求救訊號，但無法歸因於左腦或右腦。我需要實證才能進一步判斷受到影響的是左腦。

隨著瑪雅的癲癇發作進行，有兩個十分重要的情形發生：出現手臂動作及喪失語言能力。神經科學家解謎時會分辨明確與模糊的跡象。語言和動作很容易檢查。此外，負責處理語言和動作的大腦皮質區都位於某一邊的半腦。基於這些特性，我們可將這些情形視為明確跡象。根據有無出現這些跡象所做的判斷具有一定的可信度。

根據歷史經驗，喪失語言能力是第一個有助於證實腦部功能具有局部特性這項長期推測的特徵。語言是大腦一項脆弱的功能，由優勢半腦控制，如果是右撇子通常是左半腦。語言功能在腦部相當獨立，且在另一半腦的備援十分有限或全無，因此這種功能極易喪失。語言缺陷不但明顯，也易於量化。

古希臘人認為語言缺陷是由舌頭病變導致，因此治療主要針對喉嚨與口腔，包括按摩舌頭、漱口等等。直到一八六一年透過兩個指標性案例，才確認語言明確是腦部的一項功能。第一個案例是一名自殺失敗的男子，他轟掉了自己的前顱骨。當時治療這名男子的醫生對大腦的局部劃分正好有興趣。他用壓舌板壓在這名垂死男子暴露在外的腦部，發現在他對左額葉前端施壓時，這名男子就會停止說話。但對右額葉施壓時則未發生此情況。同年另一名中風男子喪失了語言能力。他能比手勢回答問題，但只說得出「棕」（tan）這個字，大家便因此稱他為阿棕。阿棕受到一位名叫皮埃爾・保爾・布洛卡醫師（Dr. Pierre Paul Broca）的內科醫師及解剖學家注意。布洛卡在阿棕生前研究他的語言情況，並於阿棕過世後進行大體解剖。他發現中風導致阿棕的左額葉某區域受損。

這兩名醫生均提出證明，左額葉的某個區域是言語產生的關鍵。而後透過類似的個案研究又證實了左顳葉某區對言語理解也同樣重要。功能性磁振造影進一步推展這個主題，顯示言語是由腦部數個相連區域處理，每個區域都代表語言產生與理解的不同面向：包括命名、結合文字、文法等等。不過這些區域仍僅位於大腦的一側，表示神經科學家仍可高度仰賴言語功能來評估大腦優勢半腦的完整性。

喪失流暢的言語能力但保留理解能力，便稱為表達型語言障礙，可由此判斷疾病位於腦部左半腦額葉（如果是左撇子則是右半腦）。瑪雅在癲癇發作後期出現明顯的言語問題。她可以用手勢模仿使用物品，卻說不出物品的名稱。如果我需要證據，這已足以證明瑪雅的癲癇發作正在影響她的左半腦。

自主動作對神經科學家而言是另一項鐵證。動作不但看得到，也可以檢測與再現。瑪雅在癲癇發作期間的動作是另一個臨床指標。瑪雅的手臂動作彷彿屬於兩個完全不同的人。

瑪雅的右手變得僵直無法動彈。潘菲爾德的大腦皮質小人將動作控制放在額葉大腦皮質的帶狀區。左額葉控制右半邊身體，反之亦然。瑪雅右手肌肉僵直，表示肌肉處於電流活化的狀態。就像她喪失語言能力一樣，這也表示她的左額葉受到干擾。

同時間，她的左手則是下意識翻動著一疊雜誌，這可視為一種自動症，也就是在局部性癲癇發作時產生的無意識行為。自動症可能包括摸索的動作、拽鈕釦、手指輕敲、手掌輕拍等等。自動症往往也伴隨著口部動作，可能是咀嚼及咂嘴等。也可能是粗魯的胡亂擺動，像是兩腳如騎車般亂踩或瘋狂擺動。通常這些症狀都出現在與腦部癲癇放電相同的半腦，而且都是無意義的動作，真正的原因仍不清楚。也許這些動作是未受到癲癇發作影響的那一側半腦在失去動作抑制後產生的釋放現象。

瑪雅的拼圖片逐漸拼湊成一幅清楚的圖畫。她喪失言語能力、右手僵直和左手亂翻動，全都指向左額葉功能障礙。但這些情況並非在她癲癇發作初期出現，而是在結束時才發生。她的發作初期症狀是恐懼。放電似乎是從左杏仁核區域開始，然後向前擴散影響左額葉的帶狀運動區及言語區。這也符合以下理論，亦即她的癲癇發作源自於掃描照片上顯示的受損顳葉內側結構。在她的腦電波圖中，F7與T3電極的變化也正好位於左顳葉上。這些跡象都足以

說明瑪雅的情況，幾乎可以肯定萎縮的左海馬回確實是她問題的根源。

我將檢查結果告訴瑪雅。我知道如果我提出手術這個選項，她一定會同意，但我沒有提。你對大腦所做的一切都會帶來風險，而且這個風險並不僅限於生理上的失能。在切除異常部位的過程中，腦部手術也可能造成某些科技無法測量或預測的影響。腦部的功能圖仍不完整。雖然外科醫生通常可以技巧性避開運動皮質區或布洛卡的語言區，但他們勢必會切除或破壞某些正常組織，而且完全無從得知會造成什麼影響。外科醫生可以達成他們的手術目標，就是治療疾病，但也會不慎且無法避免地改變這個人的某些重要部分。如果這個人是一名音樂家，手術雖然治癒他的癲癇，卻也影響他欣賞音樂的能力。他的人生因此出現不可逆的改變，雖然外人看到他或和他說話時不會察覺到這場手術對他造成多大的失能感。不論改變的是運算能力、語言流暢度或性情，這些改變對我們每個人而言都有輕重不一的影響。手術評估有一部分在於釐清個人重視哪些方面，個人能容忍失去什麼？

萬一瑪雅的左顳葉不但是她癲癇發作的根源，也是她保存記憶的地方呢？萬一切除顳葉內側區域後，她的記憶隨著癲癇一併消失了怎麼辦？她可能只是把原本的失能換成另一種失能而已。患者ＨＭ的情況就是如此。他切除了雙側顳葉後罹患了失憶症。如果外科醫師切除瑪雅的左顳葉，但右顳葉並未正常運作，無法彌補左顳葉的缺損，那她最後也可能罹患失憶症。瑪雅是個堅毅、聰明又溫柔的人。萬一她的個性因此有部分改變了怎麼辦？

「還需要做更多的檢測，」我對她說，「別擔心，快結束了。」

我將瑪雅轉診給心理學家，這是檢測腦部的另一種方式。磁振造影掃描與腦電圖無法顯示腦部功能運作的正常度。這些檢測無法判斷你做事多有條理、個性多穩重、計劃能力多強、多有創意。要檢測個人能力的實踐情況，便需要面對面的臨床評估。如果我想知道肌肉強度，我會以自己的力量與患者的力量做比較。如果我想知道某個人是否能閱讀，我會請對方閱讀。我想知道某個人能否規劃路線，我會給他們一條路線來規劃。沒有任何一種掃描或科技能回答上述問題。這些面向都必須以傳統的方式，也就是依靠人力來檢測。

判定認知功能是神經心理學家的工作。他們藉由詳細的問卷進行一系列檢測，評估智商、記憶、語言、決策能力、計劃能力、專注力與注意力。我需要心理學家幫忙檢視瑪雅的能力，並協助我理解她會喪失哪些能力。

完成這些評估後，瑪雅還得見一個人，就是精神科醫師。我很想建議瑪雅接受腦部手術，但切除一部分大腦是一個人可能面臨最重大的事件。多數人都是在性命攸關不得已的情況下接受腦部手術。癲癇手術是選項之一。瑪雅已經與癲癇共存五十年，未來也大可以持續下去。她是否夠堅強能做出這個決定，並承擔後果？就算手術成功，也可能導致個人陷入憂鬱，這是用手術控制大腦的一項風險因子，可能是病人受到手術磨難所造成。即使手術徹底成功，患者還是可能罹患憂鬱症。如果某個人幾乎一輩子都有癲癇，學習過著沒有癲癇的生活可能遠比他們預期的困難。或是不切實際的期望可能導致莫大的失望。

等到瑪雅見過心理學家與精神科醫師後，我們幾乎已經完成所有評估，整個過程耗時一

整年，但我很高興這個流程進展得如此緩慢。如此一來，瑪雅和她的家人才有時間考慮。現在只剩下最後一道障礙，不過這次不需要瑪雅親自出馬，我可以代表她。

幸好在高科技的多科別醫學中心，沒有任何一位醫生能發封信給外科醫生說：「麻煩你幫忙切除我的患者大腦的一部分。」這類決定太過重大，無法由單一個人承擔責任，必須由團體審查討論。在我任職的醫院，癲癇團隊每週會開會討論手術候選人。與會者包括神經內科醫師、神經生理學家、放射科醫師、心理醫師、癲癇護理師、一名精神科醫師，和一名外科醫師。腦部的各個面向都有其發言人。

某個陰天的週四下午，我帶著瑪雅的所有檢查結果參加那場會議。在坐滿專家的會議室裡，我們逐一檢視每項資訊。我說明瑪雅的病況，播放她癲癇發作的影片，提出她的腦電圖，接著放射科醫師將腦部掃描結果投影在螢幕上。

「很明顯是海馬回硬化，」他說。

在場人士紛紛表示贊同。有時我們太習慣看到正常的掃描結果，遇到可以治療的病況反而會覺得很高興。

「她的語言記憶原本就很弱，但視覺記憶則很強，甚至非常優越，這是她的強項。幾乎可以確定，問題集中在左側局部，」心理學家概述她對瑪雅的評估。根據我們了解，瑪雅的左顳葉功能並不正常。雖然左右顳葉對記憶都很重要，但也各自具有不同的強項。右顳葉主導視覺記憶，左顳葉則是語言記憶。五十年的癲癇病史以及左海馬回萎縮，表示瑪雅對文字的記憶能力相對弱於她對於眼睛所看到的事物的記憶能力。就目前的情況而言，這反而是好消息。這表示我們可以預期切除左海馬回造成嚴重記憶喪失的風險偏低。因為她的左海馬回原本就很弱，而功能強大的右海馬回可以彌補相關缺損。

「她是個非常聰明的女士。在大多數的測驗中，分數都達到或高於平均值，」心理學家補充。

我對此並不訝異。這點也讓我更放心相信瑪雅自己的判斷。

「在她的孩子各自獨立後，她覺得自己被困在家裡，」心理學家對我們說。「她接受手術的意願很強。」

「沒錯，的確是這樣，」我同意，「她非常想動手術，想要更獨立。」

動手術與否主要取決於個人的生活。在職中的患者如果因為手術喪失部分記憶或智商，可能會因此失業。因此他們會更謹慎評估是否要繼續。但對於處境與瑪雅類似，也就是因癲癇而受限的人而言，或許手術治療會利大於弊。

「精神科方面有什麼禁忌症嗎？」會議主席發問。

「我沒有疑慮，」精神科醫師在會議室後方大聲說，「她沒有精神科病史，家人也很支持。」

「誰要負責她的術後照護？」主席問。

「她的家人真的很好，」我對大家說。「她丈夫晚上要工作，所以白天會陪著她。晚上則由她的幾個女兒輪流陪。」

「她的年紀有點大，」坐在我前方的一位同僚插話，「這位女士的癲癇幾乎已經跟著她一輩子。如果她沒動這個大手術也能過得不錯，我們讓她承擔這個風險真的明智嗎？她已經六十歲了。」

「這點很重要嗎？」我問。

我從一開始就擔心這點。癲癇發作的次數愈多，出現記憶問題的可能性就愈高，腦部其他區域也可能出現癲癇發作。我們努力讓合適的患者盡早接受手術治療，以避免腦部受到急湧電流影響，藉此保存腦部功能。此外，瑪雅整個成年生活都與癲癇共存，我擔心我會破壞她的生活品質。

主席回答：「我們過去是以五十歲為上限，但現在已經沒有這個限制了。手術治療對年紀較大的候選患者效果也一樣好。」

「你覺得呢？」我看向心理學家尋求安心的保證。我又焦慮了起來，心裡感覺非常不踏實。

「就我推測，她幾乎沒剩多少記憶可以損失了，而且檢查數據也對她有利。我認為她應該接受手術治療，」心理學家說。

「我只是故意提出相反意見而已，」坐在前方的那名同僚說完哈哈笑了起來。

「你離六十歲也不遠了吧？」主席對他說，我們全都笑了。「你會願意動這個手術嗎？」

「明天就做！」他說。

「大家都同意嗎？」我問。「我可以給她個成功率數據嗎？」

「可以讓癲癇從此不再發作或大幅改善的機率有百分之七十，」主席說，在場所有人都跟著點頭。雖然各項評估結果都一致，但科學依舊無法做到完美。雖然已經做足各項檢測，我們仍保留百分之三十出錯的機率。癲癇發作仍可能源自腦部其他區域。

我與瑪雅見面，告訴她會議討論的結果。如果她接受手術治療，我們預估她大約有七成的機率可以讓癲癇就此消失。她聽完後十分開心。

「可是也有人死在手術台上……」她丈夫說。這一次瑪雅的大女兒也來了。她沒有說話，但憂心忡忡。

「這當然是一項大手術，也有風險。手術過程中有百分之一的機率會發生危及性命或導致失能的併發症。」我遲疑地說。我知道有這些風險，但被我送上手術台的患者，沒有人發生過這種嚴重的併發症。雖然其中有幾個人病情未能好轉，或出現術後精神方面的併發症，但沒有人因手術死亡，或出現導致生活改變的失能情況。但我仍不免思索，我每轉介一名患者接受手術治療都會影響上述機率，因此最壞的情況遲早會發生。還是每一次都是全新的開始？

「百分之一，不是太糟啊，」瑪雅說。

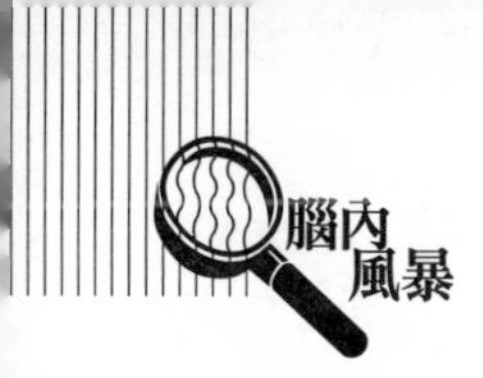

「是沒錯，雖然不太可能發生極度嚴重的問題，但出現較不嚴重的併發症的機率則高得多。記憶力檢測結果對你有利，不過即便如此，你的記憶力還是有可能惡化。」

「我的記憶力早就已經差到不行了，」瑪雅對我說。「我每件事都得寫下來才行。」她丈夫緊張地搖頭。

「妳想試試看嗎？」我問。

「我該怎麼決定？」瑪雅問。

「嗯，我想如果我們什麼都不做，情況應該會維持不變。妳覺得這樣如何？覺得冒這個風險值得嗎？」

「妳能替我做決定嗎？」

我不想做決定。「我想……我只能告訴妳，如果我是妳會怎麼做。我會動手術。七成的治癒機率其實很不錯。但剛才所說的風險也確實存在，不容我們忽視，」我說話時只看著瑪雅，避開了她丈夫的目光。我有預感，不論這個預感是對是錯，他會希望我提出不同的建議。

「我最快什麼時候可以動手術？」

「我會著手準備，但請妳務必審慎思考。如果妳改變心意，請隨時通知我。」

瑪雅與外科醫師第二次會面。他再度提及相關風險，也說明了手術過程。三個月後，瑪雅入院準備動手術。

在七千年前的頭骨化石上便可看到早期手術的證據，通常為環鑽術，也就是在頭骨上鑽孔。這些遠古的傷口顯示復元跡象，表示接受手術的患者在術後存活下來。不過這些手術的目的至今仍無從得知。

§

癲癇治療切除術的成功首例，發生在一八八六年五月二十五日的倫敦。在約翰·修林斯·傑克森的指導下，外科醫師維克特·侯斯利（Victor Horsley）為一名罹患創傷後癲癇症的患者開刀切除明顯的疤痕組織，且從各方面評估，該名患者術後都成功治癒。

瑪雅的手術是上述手術的改良版，不過原理大致相同。不同處在於，現代神經學會搭配腦部造影技術，讓我們能比前輩更為精確鎖定目標。現代外科醫師可以使用高度精密的癲癇發作定位技術，即使沒有肉眼可見的病灶也能切除腦中患部。不過雖然科技讓手術更為精確，但仍不到完美的程度，成功率依舊無法達到百分之百。

我記得以前曾經讀到，我們對月球表面的認識，比我們對地球海洋的認識還深，地球百分之九十五的海洋仍是未知領域。這些海洋中隱藏了什麼？我們其實並不清楚。也許裡頭充滿了生命，也或許是一片荒蕪。這讓我想到腦科學。科技讓我們以為自己一天比一天更了解腦部運作的方式。事實雖然如此，但未知的部分依舊遠大於已知的部分。大腦充滿了未曾探究的深淵。外科醫師可以切除部分腦組織，且不會對患者造成明顯影響，這讓人不禁思索那一小部分的腦組織的作用究竟為何。

外科醫師切除了瑪雅大腦的一部分，六個月後我們再見面。

「癲癇沒再發作了！」瑪雅手指交叉，說完笑了起來。她看起來依舊是我認識的那個開朗、快樂的女子。她丈夫臉上帶著一抹滿意（或放心？）的淺笑。五十年的癲癇從此擺脫。

瑪雅切除了左顳葉後三分之一。這是HM及二十世紀患者接受的激進手術的保守版，盡可能保留了顳葉。位於左顳葉後部的韋尼克區（Wernicke's area）是讓我們得以理解語言的腦部區域，也是神經學家所稱的「重要腦區」（eloquent brain）。少了這個部分就無法過正常的生活。瑪雅的手術經過仔細設計，避開了這些重要區域，至少是我們所知的重要區域。

「我真的很替妳高興，」我對她說。

「不會太糟糕吧？」她一面說，一面笑著輕撫比右側短的左側頭髮。手術傷疤被新長出來的頭髮蓋住了。她指的是外表的復元情況，但我很訝異手術對她的影響居然如此微小。無論瑪雅切除的部分腦組織原本的功用為何，如今都沒有證據顯示切除後有任何明顯的影響。

「妳的記憶力如何？」我問她。「沒有變差吧？」

「沒問題，我覺得很好。」

我看著神經生理學家在瑪雅術後對她做的一系列記憶力檢測的報告。結果顯示，瑪雅的記憶力並未惡化，甚至可能還改善了。我只能推測瑪雅的顳葉內側區域在很久以前就已經異常，因此早就不再具有任何功用。這個部分的功能已經由腦部其他區域代替。

「我真的很替妳高興，」我說，但身為謹慎的醫生，我又補充了一句，「不過也許先別急著開始購物，讓自己慢慢適應比較好。妳說是吧？」

購物。這種單純的快樂。她在術後第一次獨力完成家裡每週例行的採買工作，感覺自己的能力恢復了。

在手術前我曾經問瑪雅如果癲癇不再發作，她期望自己的人生是什麼樣子。雖然我問得隨意，但答案對我來說很重要。我其實是在測試她，因為我必須確定她對術後的期望是實際的。沒有癲癇的生活並不會變得比其他任何生活完美。治癒她的癲癇可能不會讓情況變得如她所期望。她的答案讓我放心了。

「醫生，在我的文化中，遇到婚禮或重大喜慶時，我們會租一間房或帳棚，讓大家知道這裡即將舉行派對，所有想參加的人都可以來。不像英國傳統那樣必須寄送特殊的邀請函。所有人都可以參加我們的派對。而一家之母則負責統籌，女性親屬負責準備餐點。我大女兒結婚時，卻是由她的婆婆負責做菜。所有人都擔心我的癲癇會發作。如果我沒有癲癇，我想自己去採買、做菜，不必有人在我身後盯著，我想自己準備節慶的餐點。」

她這一番話讓我感動得紅了眼眶，這個願望多麼微小啊。而今在我眼前的是手術後滿臉喜悅的瑪雅。

「我可以擬訂計畫了！」

她終於可以扮演自己渴望已久的傳統角色了。她邀請了許多親朋好友，讓自己位於東倫

敦的家門庭若市。她會採買、烹飪和接待客人，只在自己需要時才請家人幫忙，而不是被迫求助。

可預測性雖然給人乏味的印象，但不可預測及失控卻是癲癇最糟糕的特點。我擔心瑪雅即使癲癇不再發作，也會因為對未知感到恐懼而裹足不前。雖然她整個成年人生都籠罩在癲癇的威脅之下，但不再受到癲癇限制、獨自面對世界對她而言顯然並非挑戰。

瑪雅動手術幾年後，癲癇依舊沒再發作。就我們認為，她已經完全治癒。瑪雅還是會每年回診一次。上次回診時，她邀請我參加她的餐會。我雖然很想去，但她是我的病患而不是朋友，因此我婉拒了。但我希望有一天能在醫院外和她不期而遇。

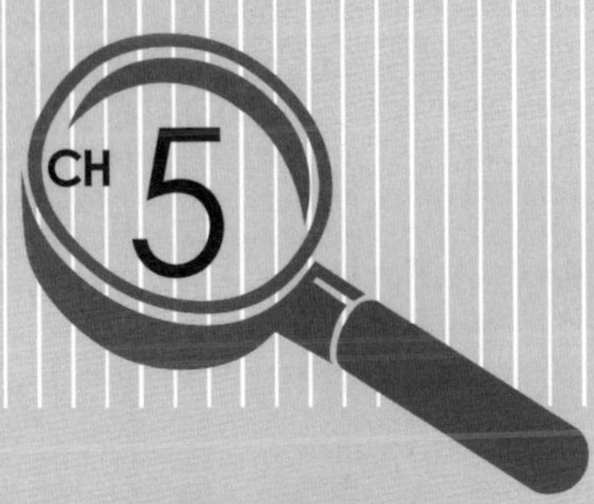

心與腦

症狀就是受苦器官的哭喊。

——神經科學家　讓・馬丁・沙可（Jean Martin Charcot, 1824-1893）

雪倫第一次癱倒是在地下鐵，當時的情況嚇壞她了。那時候是尖峰時間，車廂內十分擁擠，她站著被夾在數名陌生人之中。她知道自己不舒服，但還有好幾站才要下車。她被擠在車廂的一頭，如果要下車必須推開前方那些已經不太高興的通勤乘客。而且即便她成功下車，也會被困在離工作地點數英里遠的某個地鐵站裡。如果之後她的狀況好轉，也很難再擠上車。經過考慮，她決定冒險留在車上，希望能有機會坐下。不過之後她便昏倒了。

「當時我感覺到開始發作，」她對我說，「四周變得一片漆黑，我什麼都看不到。我開始驚慌，想開口向人說話，但就是說不出話來。」

雪倫只能透過旁人轉述了解當時的事發經過。雪倫暈倒在身旁一名男子身上後，其他乘客才發覺事情不對勁。那名男子扶住她，四周人潮讓她不至於倒地。過了三分鐘列車才靠站停車，根據其他通勤乘客表示，在那段期間雪倫完全沒有意識。等到列車靠站後警鈴響起，雪倫被抬到月台上。

「月台上有一名護理師。我醒來的時候，她已經在那裡了。她說我是癲癇發作。」

有數名目擊者表示，雪倫被抬出電車車廂時全身僵硬，接著開始抖動。雪倫醒來時發現自己躺在冰冷的水泥地上，某人的外套墊在她頭下，幾張陌生的面孔在她的正上方看著她。那名護理師正抓著他的手腕測量她的脈搏。

「他們一度測不到我的脈搏，還以為我心跳停止了，」雪倫說。

雪倫被送到醫院。她在救護車上時已經完全清醒，等她抵達急診室時，幾乎已經完全復

元。她的心律追蹤、腦部掃描及多項抽血檢查結果，都顯示沒有異常。根據目擊者的描述，雪倫再度被告知她是癲癇發作，但不需要立即接受治療。

雪倫被轉診給神經內科醫師，以便確認上述建議是否正確。她在一、兩週內要回診。她在昏倒後一直覺得十分疲累，因此當天及當週都請假。她原本隔週應該銷假上班，身體也覺得有好轉，但星期天她又昏倒一次。這一次發生在與朋友逛街途中。和第一次昏倒的情況類似，雪倫覺得愈來愈不舒服，最後失去意識昏倒。她告訴朋友她想坐下。事發當時他們正要前往一間咖啡廳。

「我在昏倒之前覺得自己好像進入隧道，四周變得一片漆黑。」

雪倫這次發作失去意識數分鐘。她的朋友向她轉述事發經過。雪倫當時重重倒在地上，雙眼緊閉，身體動也不動。她的朋友怎麼叫都叫不醒她。雪倫被急忙送醫，接受了和上次急診時類似的一系列檢查，結果同樣顯示她很正常。雪倫的母親開車來接她回家，但她們還沒回到家，她母親又立即將她送回急診室，這一次她直接住院了。

雪倫在醫院待了兩週。腦部磁振造影掃描發現了一個小異常：在她的右顳葉有一個囊腫。放射科醫師表示，這個碰巧發現的囊腫不太可能導致她昏倒。然而，發現囊腫確實促使她去做更多檢查。一系列特殊血液檢查顯示並無異常。腰椎穿刺檢查抽取了她的脊髓液，以確認有無感染或發炎跡象，結果顯示正常。她照了腦電圖，結果顯示兩側顳葉都有一些異常。腦電圖並未顯示癲癇的棘徐波放電，而是一些不明確的變化，而且重要性有待商榷。就像她的磁振造影掃描結果，既非明顯異常也非正常。

雪倫入住的醫院並無專任神經內科醫師，只有一名神經內科醫師一週會來看診一次，因此雪倫必須等他來看診。在等待期間，她每天都癲癇發作。每次發作的特徵都是感覺彷彿進入隧道，然後失去意識倒地不起。她可能在任何地方昏倒，包括坐在床上或在浴室裡。

等到神經內科醫師來看診時，雪倫已經昏倒二十次。她把所有昏倒的經過都告訴醫師，醫師也看了她的檢查結果。之後醫師說他認為癲癇的可能性很高，也開了抗癲癇藥。她在病房又觀察了幾天，等到發作頻率有減少的跡象才獲准出院返家。

接下來五天的發展情況對雪倫而言，毫無規律也難以預測。起初藥似乎有效，她有很長一段時間都沒再發作。但最後癲癇還是復發，醫生又加開了另一種藥。她的情況再度好轉，但都只能維持一段時間。

「藥會逐漸失效，」她對我說。「我的身體習慣後，藥就失效了。」

但癲癇藥通常不會「逐漸失效」，我心想。要嘛有效，不然就是無效。

我看著雪倫的用藥紀錄。她目前一共服用三種藥物，而且已經試過其他三種藥。沒有神經內科醫生會希望讓患者服用一種以上的藥物，但如果癲癇對治療的抗性極強，有時多重用藥是必要之舉。用藥愈多通常表示副作用愈多。服用三種藥物導致雪倫一直感到疲倦，記憶力也受到影響。而且如果她懷孕，胎兒還有一成的機率會有發育問題。但雪倫的癲癇還是持續發作。她目前的治療方案是基於對她安全的考量而定，也導致她面臨目前的處境。

這個考量的確有理。雪倫在五年內兩度進出加護病房，每一次都是因為癲癇發作時間延長，且對標準的緊急抗癲癇藥物沒有反應。癲癇發作若持續超過十分鐘便可視為癲癇重積狀態（status epilepticus），屬於緊急醫療狀況。如果沒有妥善處置，可能導致腦部損傷或死亡。

雪倫因這些持續過久的癲癇發作而被送醫時，還接受了插管治療。當時她的肌肉麻痺，因此必須接上呼吸器維持呼吸，同時施予高劑量的緊急抗癲癇藥物直到病情獲得控制。

由於各種療法都失敗，雪倫因此被轉診到我的醫院尋求癲癇專家的意見。她想知道自己是否還有其他的治療選項。

「目前癲癇發作的情況跟最初發作的情況相同嗎？」我聽完她的說明後問。

「沒有，不一樣了。」

「我想應該改變了兩次，」她母親說，雪倫點頭表示同意。

「過了一陣子，我開始出現典型的癲癇發作症狀，」她說，「至少我是這麼聽說的。我發作的時候根本不知道情況。」

「典型的癲癇發作？」

「她原本只是靜靜不動躺在地上，但兩個月後她發作的時候開始會抽搐，」她母親說。

「然後等她開始服用第二種藥物後，發作的情況又改變了。」

「怎麼說？」

「她原本會出現前兆，但現在沒有了。所以她再也不知道自己的癲癇即將發作。還有她抽搐的情況也變嚴重了。」

「從此之後就變得很可怕。有前兆的時候，我還能在發作的時候馬上坐下，不至於倒地。但現在我沒辦法確保自己的安全，而是會直接發作倒地，」雪倫補充。

「她真的抽搐得很厲害，」她母親說：「她會兩手亂揮，兩腳亂踢。如果你站在她身邊一定會被她踢到。有一次她抽搐得太厲害，需要三個人才能壓住她。」

「你們為什麼要壓住她？」我問。

「不能不壓。如果不這樣做，她會弄傷自己。有一次她把廚房牆壁打破了一個洞。」

「天哪。這種情況會持續多久？」我問。

雪倫的雙親先互看了一眼，然後又看向她。

「別問我，」雪倫說。

「十分鐘，」她母親最後回答。

十分鐘的癲癇發作真的格外漫長。大多數的癲癇發作都在兩分鐘內結束。感覺很漫長的兩分鐘，對只能無助旁觀的親人而言更是如此。

「你確定真的有那麼久嗎？」我問。「假如我在她發作時讀秒，一秒、兩秒、三秒，我會數到六百秒？」

「我想應該會輕鬆達標，」她父親說，「而且有時候甚至更久。」

「發作的情況都不太一樣，很難給妳正確答案，」她母親補充。

「沒關係。答案並沒有對錯。我只是想了解發作的情況。請問，她在發作時眼睛是睜開還是閉著？」

「我想是閉著的，」她母親想了一下說。「沒錯，閉著的。她會先翻白眼，然後倒地，接著就閉眼睛了。」

「而且我的記憶力愈來愈糟糕。我跟我媽說話，但可能半小時後連有過這段對話都不記得了。」

「沒錯，」她母親贊同，「如果請她做某件事但她沒做，我提起那件事的時候，她會完全否認我曾經跟她講過那件事。有一次她把平底鍋放在爐火上就這樣忘了，直到我聞到燒焦味。如果我不在家，天知道會有什麼後果。我都不敢放她單獨一個人。」

雪倫的病況讓我十分頭大。我最擔心的是，我現在認為她罹患的並非癲癇。有些檢查結果是在異常邊緣，但檢查結果還必須依據患者的情況來解讀。她的情況就我看來並非癲癇。根據我的判斷，她或她的家人完全沒有預料到我接下來可能會說的話。他們是來尋求更好的治療方法，而不是被告知診斷結果有誤。

「把妳轉給我的那位醫生有跟妳說我可能會怎麼做嗎？」我問。

我在尋找他們也有所懷疑的證據，腦中盤算著該如何展開這個難以啟齒的對話。

「他們說如果藥物無效，她可能需要動手術。她的顳葉長了一顆囊腫。妳覺得有必要切除嗎？」

「囊腫很少會引起癲癇發作，而且通常是良性的，所以我不認為那是癥結所在。癲癇發作有各式各樣不同的類型，所以我想也許首先我要做的就是釐清妳的癲癇發作屬於哪一種，然後再來規劃接下來的步驟。由於妳發作得很頻繁，我想如果我讓你住院幾天，應該很容易就能觀察到發作的情況。」

「好極了，」她母親說。「這件事的確很應該做。她不能再這樣下去了。現在她幾乎出不了家門。」

「我當然贊同，我們必須想盡辦法……」我停頓了一下，思索該不該提起診斷結果可能一開始就有誤這件事。「妳知道嗎？癲癇患者服用抗癲癇藥物後病情沒有好轉的一大原因，就是他們其實得的不是癲癇症。這也是一種可能。我不知道有沒有人跟你們提過這點。」

「沒有，完全沒有，」雪倫說。

她滿臉困惑。

「如果她沒有癲癇，我們當然會很高興，」她母親試探性地說。

雖然沒有人問我想的其他診斷結果是什麼，不過這顯然是下一個問題。我給他們一點時間，但這個話題感覺已經結束。我決定不再進一步討論。我已經給過他們機會，但他們拒絕把握。這只是我們的初診。等到雪倫住院後，我會有更多時間和她相處。等我進一步認識她後，會比較容易提起難開口的議題。

我把雪倫放進候補名單，請我的祕書向她之前就診的醫院取得所有病歷。我尤其想看她

第一次發作後到急診室就診的病歷。事發經過往往會在一遍又一遍的描述過程中逐漸改變，有些細節可能被遺忘，有些細節則又被放大。

§

不久後，雪倫住進遠端錄影監測病房。她抵達時先與資淺醫師見面，由他說明住院的目的並抽血做檢查。我們計劃讓雪倫住院五天，結果我們根本不必等這麼久。雪倫抵達不到兩小時就昏倒了。所有經過都被錄下，因此我們可以清楚看到發生經過。

技術人員被叫進雪倫的病房，並設定紀錄設備。她仔細量了雪倫的頭部，精確標記每個電極必須黏貼的位置，用膠水將電極一一固定在雪倫的頭皮上。就在她黏貼電極的時候，雪倫癲癇發作了。通常患者一進入病房攝影機就會啟動，因此發作的經過完整記錄下來。

雪倫當時坐在椅子上。她的母親，也就是帶她到醫院的人，則是坐在她身旁的床上。雪倫面對鏡頭，技術人員站在她身後。雪倫失去意識時，她母親或技術人員都沒有立即發現。當時她直挺挺坐在椅子上，而技術人員看不到她的臉。她母親則是低頭看著手機，心不在焉地跟雪倫說話，等她發現雪倫已經好一會兒沒答話，才抬頭看她的女兒。

「她發作了！」她母親大喊並伸出手，一手搭在她女兒的手臂上輕輕搖晃她。「小雪？小雪？」

她沒有回答。她睜著眼睛開始翻白眼。技術人員繞道椅子前面對雪倫，在此同時，雪倫開始往下滑。她母親抓住她的肩膀，技術人員按下警鈴，然後撐住雪倫，讓她坐在椅子上。雪倫的頭沉重地垂向一邊。現在她的雙眼只看得到眼白，眼皮開始快速顫動。技術人員叫喚她的名字，但她沒有任何回應。

一名護理師衝進病房。她和技術人員一起扶著雪倫的身體，讓她慢慢躺到地上。雪倫躺下後開始抽搐，背部拱起，雙腳不停彎曲又向外踢。護理師和技術人員試著讓她側躺，但她踢腿的動作變得更劇烈。她們放開手，雪倫又變成仰躺的姿勢。醫護人員略微退開，她母親抓住雪倫的雙腳，但壓制不住兩腳的動作。護理師將她母親拉開。

「不要壓，妳會弄傷自己。讓她這樣就好。」

雪倫的右腳以不小的力道踢中床邊木櫃的門。櫃子整個晃動。她母親似乎又要去抓她。

「她會把門踢壞，」她母親警告護理師。

技術人員將櫃子拉開幾吋遠。護理師在雪倫四周的地上放上幾個枕頭。

「我通常會在她抽搐得這麼厲害的時候，給她吃密達倫，」她母親說（密達倫是一種救援藥物，在患者出現延長型癲癇發作時將藥劑注入嘴裡，幫助發作停止）。

「這不是癲癇發作吧？」我聽到護理師對技術人員說。

「不是，」技術人員回答。

雪倫的母親要不是沒聽到她們的對話，就是選擇忽略她們的對話內容。

「她不會有事的，」護理師安慰她，「我們要觀察發作的情況，所以只能讓她自己結

束。這就是她這次住院的目的。」

雪倫又抽搐了五分鐘才停止，然後又開始間斷性抽搐。在抽搐的空檔，她閉著眼躺著，呼吸平穩，幾乎像是睡著了一般。她母親整個過程都緊張地坐在她身旁，想給她救援藥物。護理師喚來資淺醫師，醫師安慰她母親讓我們錄下發作的經過才是對雪倫最好。雪倫過了三十分鐘才清醒，而且是突然驚醒。她發現自己在地上便哭了起來。醫護人員將她扶起來坐回椅子上，技術人員繼續將電極黏貼在她頭上。

隔天早上我看了這段影片。

「我只接好半邊而已，」技術人員對我說，表示她只貼好一部分的電極。

「這樣就夠了，」我看著腦波記錄說。

我只能看到右半腦的腦波，但已經從中獲得許多資訊。即使在雪倫昏迷時，即使在她抽搐時，腦波顯示的依舊是清醒時的正常波形。

她獲得的診斷有誤。抽搐型癲癇發作時，棘徐波會擴散至整個大腦。看不到棘徐波，表示這並非癲癇發作。

因癲癇發作而來到一般癲癇醫院就診的人，至少有五分之一並非罹患癲癇，而最常見的其他診斷就是解離性發作。解離性發作又稱為非癲癇發作或偽癲癇發作，更早之前則被稱為歇斯底里發作或歇斯底里，是因為心理因素而非腦部疾病所導致的發作。不同於癲癇發作，解離性發作的患者腦部的放電活動正常。他們喪失意識的原因，據了解是在於解離。

我們所有人偶爾都會進入解離的狀態，這是正常情形，也就是大腦暫時關閉。你可能在對話的時候神遊，雖然聽到對方說話卻沒聽懂說了什麼。你看著書的某一頁，但看到最後一行卻一個字也記不得。對某些人而言，這可能會產生一種脫離周遭環境和超現實的感受，或單純覺得恍惚。這可能是一種保護機制：如果某人處於受虐的環境中，解離可以讓他們的心思跳脫周遭發生的情況。

但如果是病態性解離，可能會導致重大疾病。這個疾病可能單純表現在精神狀態，也可能以生理症狀的方式顯現，因此很容易被誤診為腦部疾病。對某些人而言，解離會產生一種不真實或人格解體的感受，而對其他人而言，則是會造成暈眩、失神，或甚至昏倒或抽搐，可能導致注意力低下及記憶力問題。對當事人而言，會造成抽搐的解離是無法控制的情況，就像解離會導致我們公車坐過站，或在看新聞報導時神遊。這是一種無意識狀態下產生的過程，不過是能夠克服的。

雪倫告訴我的一切症狀，都與癲癇的典型臨床特徵不符。她的癲癇發作持續時間太長，發作形態太常改變，而且會逐漸演進。她的抽搐會停止又開始，而且強度還會提高、轉弱後又轉強。癲癇的放電野火強度會逐漸提高、擴散然後停止，不會轉強又變弱，然後再轉強。

我看到她從椅子倒地的影片便可以確診。她的發作情況完全不具泛發性癲癇抽搐的特徵，也就是通常以全身肌肉僵直為主。泛發性癲癇發作的人往往在一開始會大叫，這是這種發作獨有的特徵，是由於胸腔肌肉收縮將肺部空氣擠壓出來所導致。而雪倫則是癱軟倒地。

她的呼吸先是暫停，然後大吸一口氣之後才恢復。這點與癲癇發作的情況完全不同。

我決定先多錄幾次發作的情況，再與雪倫討論誤診的事。因為第一次發作是在電極片還沒完全貼好之前就發生，也因為雪倫被誤診為癲癇太久了，如果要改變她的診斷結果，我希望完全沒有懷疑的空間。

「我們先至少再記錄幾次發作，然後先暫停用藥，等我做出最後結論，」我對技術人員說。

我們在這個星期調降了她抗癲癇藥物的劑量。我想確定藥物是否會對檢測造成任何影響。減藥導致發作的情況加劇。五天中雪倫發作了十次，而非平常的一、兩次。減藥也導致發作的時間延長且強度提高。我請她的家人和我一起觀看紀錄影像。

「這跟她平常在家的發作情況一樣嗎？」

「對，不過以前像這麼嚴重的發作，她都會被送進加護病房。」

「這跟她一開始的發作情況有什麼不同？我是指在第一次昏倒後的那個週末的發作情況？」我問。

「我覺得一開始發作的情況大多類似，但最後抽搐變得更頻繁也更劇烈，」她母親說。

我先前有機會檢視雪倫最初的診斷病歷。雪倫一開始被送到急診室時，急診室工作人員說她不是昏倒就是癲癇發作。對方認為昏倒的可能性較高，但還是請她去看神經內科醫生，看看他們怎麼說。這個最初的診斷內容隨著時間流逝已變得斑駁，雪倫已經不記得當時的對話內容了。

懷疑雪倫可能有癲癇的考量，顯然主要都源自雪倫抽搐時旁觀者的描述。我翻閱著手寫的病歷，可以看到雪倫住院後替她看診的那位神經內科醫生其實並不認為癲癇是最有可能的診斷結果。**疑似偽癲癇發作？**他在病歷上這麼寫。這表示他懷疑這些發作屬於解離性。但後來他又寫：**磁振掃描顯示有顳葉囊腫。腦電波顯示有一些可能的不規則活動。首先以癲癇藥物治療**。他推翻了自己最初的想法，決定讓雪倫接受癲癇治療比等待進一步的檢驗結果更安全。三個月後，雪倫在抗癲癇藥物治療下病情好轉。這被當成治療有效的證明，因此癲癇的診斷想必正確。等到癲癇復發，藥物一一失效後，最初對於這個診斷的懷疑只變成一張匆匆寫下的病歷，早就被人遺忘。

我看了雪倫發作的所有影片與腦電波紀錄後，安排與她和她的父母見面。所有的發作腦電波都是正常的清醒波形，因此我對解離性發作的診斷結果很有信心。但我對於要展開這個對話還是覺得緊張。沒有人希望自己患有癲癇，但在五年後診斷結果改變是一件大事。這個改變讓她從有腦部病變轉為有心理疾病，而且心理疾病仍舊被高度汙名化，這種轉變可能特別令人不悅。

我一開始先說明雪倫在癲癇性抽搐時的腦波是正常的，這點與癲癇性抽搐不符，因為根本不可能。人在昏倒時腦波活動會明顯趨緩，不論造成昏倒的原因為何都一樣。人在睡眠時腦波活動會逐漸放緩，接著一整晚以不同的緩波頻率度過不同睡眠周期。接受麻醉的人腦波

波形與熟睡時的波形相似。而在昏倒時，由於腦部暫時缺氧，因此腦波會呈現緩慢而平坦的波形。雪倫在昏倒時腦波仍呈現清醒的波形，這種情況只有一種解釋，就是解離。

就許多方面而言，這都是好消息。這表示我們知道為何藥物無效，也讓我們可以朝新的方向努力。我不確定雪倫的看法是不是也和我相同。

「不對啊，」她父親說。「從很早以前就有不只一個人告訴我們，她的腦電波有異常。雪倫的腦部有一顆囊腫。」

在做神經學診斷時，臨床技巧、病史考量和檢查向來都很重要。很少人會意識到新科技的危險。他們以為醫學檢查有益無害。現在磁振造影掃描已經成為常規檢查，只有無意間才會提到這類檢查結果造成誤導的可能性有多高。磁振造影掃描以前所未見的詳細程度顯示腦部細節，包括腦部的種種缺陷，像是囊腫、不正常血管、原因不明的良性白點等。過去人們不知道這些東西的存在也能與它們和平共處，腦部掃描屬於質性分析，對結果的判讀會因撰寫報告者的經驗而異，也會受到轉診者提供的臨床資訊所影響。放射科醫師如果認為某項異常不嚴重，不可能是患者症狀的肇因，也許會略過不談，因此他們必須徹底了解該病患的病史。但他們獲得的轉診資訊往往只是一張寫著「**疑似癲癇？**」的病歷。等到掃描結果的報告出爐，就只能靠負責治療該名患者的醫生根據自己的臨床經驗來解讀檢查結果了。許多資訊都在這個過程中喪失。雪倫的掃描結果顯示她有一顆囊腫。這些在掃描中發現的良性病灶鮮少具有臨床相關性。但對一個在電車上昏倒、充滿驚懼的年輕女性而言，囊腫令她難以忘懷。

腦電波甚至更充滿了錯誤與過度診斷。健康的人的心電圖可以拿來做比較，但腦電圖則不太能這麼做。就像我們的外貌，每個健康的人的腦電圖都具有相同特徵，但其中卻隱含了極大的個別差異。並不是每個不同都代表異常。此外，腦波也會隨著患者的狀態而變化。睏倦的時候，腦波活動會趨緩，但根據腦電圖結果撰寫報告的人並不會見到該名患者，萬一他們不知道患者當時覺得睏倦呢？「不正常」並非癲癇的診斷性結果，只代表著個體差異。撰寫雪倫腦電圖報告的人從來沒見過她，也沒仔細了解她的情況。收到這份腦電圖報告的神經內科醫師，其實並未看到真正的腦波追蹤圖。

醫師接受訓練正是為了找出疾病，他們擔心會遺漏疾病，但這也造成了負面影響。原先那位醫師擔心自己可能遺漏癲癇症的診斷，但對於遺漏心理疾病的恐懼卻是低了許多。醫師通常在排除所有疾病的可能，嘗試各種療法都無效後，才會向患者提出生理症狀可能是由心理因素造成。以雪倫的案例來說，這個過程耗時五年，一共使用了六種抗癲癇藥物。

我向雪倫和她的家人說明腦電圖檢查結果。我看得出來他們正在思考我剛才說的那番話。這個消息來得太突然，他們不知道該問什麼。

「可是抗癲癇藥物的確讓發作的情況好轉，」她母親說。

「很遺憾，解離性發作的確會發生這種情況。雪倫太想讓自己的病情好轉，因此她服用藥物後，在短暫期間會有幫助。而藥物之所以有效，是因為她想讓藥物生效，也認為藥物有

效。但由於她並未罹患癲癇，因此改善的效果無法持久。」

安慰劑效應。

「她進過加護病房兩次耶！」她父親說。

解離性發作患者被送進加護病房的機率，比癲癇患者高出一倍。原因很簡單，解離性發作持續的時間遠比癲癇發作來得久，可能持續長達數小時。癲癇發作大多早在患者抵達醫院門口之前便停止。

「我想那是因為急診室的醫師以為這些發作是癲癇發作，所以為了妳的安全才把你送進加護病房。他們不可能知道這個診斷不正確。以他們當時所知的情況，他們的做法是正確的。」

解離性發作本身並不危險，雖然會毀壞患者的生活，但不會致命。解離性發作可能持續數小時，卻不會對當事人造成傷害。會導致當事人受到傷害的，主要是對這類發作所做的處置。一旦入院、接受麻醉與插管，都會有院內感染及發生血栓的風險。患者也可能對藥物產生不良反應。雪倫運氣好，能在醫療介入下沒有出現併發症而平安地離開加護病房。

我與雪倫和她的家人談了很久，期間我試圖平息那些伴隨身心失調、歇斯底里症診斷而來的種種假設。我提醒他們，我們在緊張時雙手發抖，或激動時心跳加速，這些現象都不是刻意或能自我控制的。

「妳是說她其實沒有病，」她母親說，「而是她自己造成這樣的？」

「完全不是，正好相反。我是說她的確有發作，但並不是癲癇造成的發作。想像一下妳經過了一整天的巨大壓力開始頭痛，妳會怪自己嗎？妳會說這個頭痛不是真的嗎？心理因素造成的生理症狀是真的。」

「妳說的心理因素到底是什麼因素？」雪倫的父親開始惱火。

「老實說，我不知道。目前我只能告訴你這個檢查結果已經確定，但還需要時間了解背後的原因。」

我不了解雪倫。或許這些發作是下意識發生，讓她得以逃避某些事情。有時我們的大腦會關閉、解離，以逃避某些不愉快的事。在過去這類發作都被當成是當事人曾受過性虐待的表現。對某些人而言的確是如此——有解離性發作經驗的人，三分之一有受虐史，但其餘三分之二的人則沒有。其他潛在因素包括痛失所愛的人、極端壓力、覺得自己受困等等。也可能發作有助於解決個人生活中的某項問題。也許發作能讓當事人辭掉自己痛恨的工作，或是讓自己能搬去與能帶來安全感的家人同住。也或許這種發作能讓當事人逃避寂寞、不快樂的感情關係或財務壓力。

也可能以上皆非。各種身心失調障礙與生活壓力因子的關聯，至今仍是一個謎。有時這類發作可能反映了我們回應疾病的方式，也可能是恐懼和逃避循環中的一環。我強烈懷疑雪倫第一次在地下鐵昏倒只是單純的昏倒。我想那次的經驗對她而言應該十分可怕。之後她從陌生人口中得知自己癲癇發作，而後急診室醫師也對她說了同樣的話。之後她又得知自己的

腦部掃描結果異常，然後被告知她罹患癲癇症。由於她相信上述種種說法，因此預期自己肯定還會再昏倒。她開始害怕而且愈來愈焦慮，開始不斷留意症狀，因過度擔心而生病。

「我想妳第一次發作可能是昏倒。地下鐵很常發生這種情況，妳說當時感覺四周都變黑是典型的昏倒症狀。我在想這會不會就是造成後來種種的根本原因？」

「別人告訴她那是癲癇發作。月台上的一位護理師看到她抽搐，把情況告訴急救護理人員。」

「我明白，但把昏倒誤當成癲癇發作恐怕十分常見。昏倒的人出現抽搐情況的比率，遠比大家想得還高。」

一九九四年的一項試驗已經證實了這點。實驗人員讓健康的受試者昏倒，接著拍下結果。受試者昏倒時，多數都有明顯的抽搐動作。昏倒是因為血壓降低所致。腦部缺氧造成喪失意識，進而發生昏厥，通常會導致當事人面朝下倒地。這種姿勢可以讓頭部放低，使血壓回升，腦部供血恢復，供氧也恢復正常。但如果昏倒時被扶著維持立姿，血壓就需要更久才能恢復，因此昏倒的時間也會延長。當時的環境（也就是其他乘客）讓雪倫在地鐵上失去意識時仍維持立姿，因此她昏倒的情況特別嚴重，之後又在冰冷的月台上在陌生人環視下醒來。我擔心那次的昏倒經驗已經成為未來昏倒的樣板。問題或許已經在不知不覺中進入循環模式：她昏倒……被嚇壞……開始擔心自己會再度昏倒……再度昏倒……別人說她有癲癇……焦慮度攀升……無限循環。

「雪倫，妳對於自己不斷發作的原因有任何想法嗎？」我問。

我最初提到診斷可能有誤時，她完全不好奇，這讓我懷疑她心裡是否也有一點存疑？

「妳才是醫生。如果妳認為有錯，我還能說什麼？」

雪倫中斷了談話。我進一步討論診斷結果，但她和她的雙親完全沉默不語。我只好讓他們自己私下討論。當天稍後我也請癲癇護理師和雪倫談談。護理師比我更能代表中立立場。這個舉動果然達到我預期的效果。雪倫在我面前保持冷漠，但在那名護理師面前則完全表現出她的憤怒與痛苦。她並不是在氣最初的誤診，而是對剛才加諸於她的最新診斷感到怒不可遏。

「她說她寧願自己得的是癲癇，」那名護理師對我說。

我明白。癲癇是相對容易理解的疾病。當事人雖然無法控制這種疾病，但吃顆藥就能治療。解離性發作並沒有簡單的解決辦法，而且可能是雪倫生活中的某件事導致她出現這種病症。

我將雪倫轉診給神經精神科醫師，她不情願地接受這項安排。會面過程果然十分不愉快，且雙方都過於防衛，以致沒有任何成效。精神科醫師回報雪倫無法立即從新診斷帶來的驚訝中平復心情。這名醫師會試著約她回診，希望她下次回診時比較能敞開心胸接納。我已經讓雪倫停用所有抗癲癇藥物，所以她必須待在病房一段時間以便接受進一步監控。

「她還是很難接受事實，」幾天後，那名護理師對我說，「還有她恨妳！」

我再度和雪倫談話。她母親陪在她身邊。

「有一次她去急診室，他們說她血糖過低，」她母親說。「也許她沒有癲癇，但妳是不是應該幫她檢查血糖？我先生和他的醫生朋友談過，他們說她可能也需要看心臟專科醫生。」

雪倫和她的家人都無法面對這個診斷結果，因此他們還在尋找能讓自己比較好過的解釋。我向他們保證，雪倫在每次發作時心率都很正常。護理師也檢查了雪倫的血糖值，結果顯示正常。但這些都不重要，因為雪倫的腦波已經告訴我一件不容置疑的事實。心臟問題或低血糖一定會導致她的腦電圖波形出現變化，但她的腦波沒有改變。我再度說明了一切。她必須明白我並不是隨便做出這個診斷。

「他們說我有癲癇的時候，我心裡輕鬆多了，」雪倫對我說。

「但妳還是會發作，這點並沒有改變。我們只是給了這些發作一個名稱。」

「是沒錯，但如果是癲癇，至少我還知道原因。」

「妳還是知道原因，只不過是不同的原因。」

五年來旁人不斷告訴雪倫她罹患的是癲癇症，所以她何必要突然相信我說的話？

「我覺得妳會懷疑這個診斷結果完全合理，」我對她說。「有好幾位醫師都說妳得的是癲癇，現在卻有個妳才剛認識的人出來說妳被誤診。」

「我為何得相信妳？」

「妳當然不必相信我，但我們能不能達成一個共識，就是所有的抗癲癇藥對妳都沒有長期效果。妳可以繼續嘗試使用新藥物，但目前為止這並沒有解決問題。五年來妳一直嘗試服藥治療，但都沒效。我能不能請妳至少稍微思考一下這個新的說法？」

「我不想再去看精神科醫生了。」

「如果我說妳得的是癲癇，開另一種藥給妳，妳會吃嗎？」雪倫沒回答，於是我接著說：「即使妳一開始吃的藥沒用，妳也願意嘗試許多藥物，那妳能不能考慮試試精神科的治療，即使我們不知道這些治療會不會有效？」

雪倫沉默了好長一段時間。然後她聳聳肩，我把這個動作當成是冷淡的同意。

「在所有給過妳意見的醫師裡，我是唯一親眼看過妳發作的人。」

「確實是這樣沒錯，小雪，」她母親說。

這是這家人首次有人贊同我說的話，感覺彷彿有了進展。雪倫表示，她會給新療法幾個月的時間試試看。

雪倫的狀況一點都不少見。傳統上解離性發作被歸類為精神科病症，而癲癇則是屬於神經科病症。因此像雪倫這樣的患者一旦診斷結果確立，便會立刻轉出神經科醫院。但由於缺乏健全的治療院所，這類患者大多會覺得自己遭到遺棄。

笛卡兒提出身心二元論，認為兩者並無依存關係，但現在很少人能接受這種觀點。心智與大腦顯然關係複雜，難以劃分，而且會互相影響。這點雖然顯而易見，但實際上我認為，

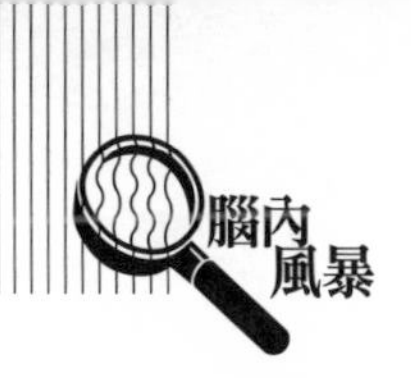

許多人在面對大腦／心智交互影響的實際情況時，難以接納這個觀點。人們通常會認為器質性疾病*較為「真實」，而像雪倫這樣的身心失調症則較不「真實」、較不應該。脊椎損傷導致的雙腳癱瘓，會比身心失調導致的腿部癱瘓「更像」失能。但想當然爾，如果這兩種患者都無法行走，他們當然同屬失能。社會並不是以個人損傷的情況來評量失能的程度，而是根據他們對失能肇因的價值判斷來評估。因此雪倫才會對自己的診斷結果出現這種反應。她知道任何人只要知道她的診斷結果，都會對她另眼看待。

我們的心智狀態就是我們的大腦狀態，是由生物進程所創造。大腦掌管記憶、感知、想像力、思想、情緒、智能與信念等的結構區域，在彼此不停變動的連結中創造了心智。心智雖然抽象又難以解釋卻真實存在，就像發生在心智方面的醫學疾病一樣也是真實存在的。

雪倫再度去看精神科醫生，同意接受認知行為治療。初次癲癇發作的患者在兩週內一定能在初次癲癇發作時就診的醫院看診，但解離性發作的患者可能得等上數個月才能看到醫生。雪倫等了三個月，這已經算快了。而在這段期間發生了一件十分值得關注的事：她的發作次數從每週三次減至每月一次。但她並沒有接受任何治療，而是病情自動好轉。

---

*organic disease，指多種原因引起的機體某一器官或某一組織系統發生的疾病，而造成該器官或組織系統永久性損害。

好幾項醫學研究都顯示了類似的現象。單是說明解離性發作的診斷結果，可能就對多數人具有治療效果。停止過度醫療干預似乎也能減輕壓力，讓患者不再聚焦於發作上。如果你每天早上起床都在等著頭痛發作，很可能就真的會頭痛。雪倫的病情自己好轉了。

不過問題仍未完全解決。雪倫又出現了一次停止不了的發作。她的家人打電話叫了救護車，將她送到當地醫院的急診室。我在取得雪倫的同意後，曾經寫信給她當地的急診室顧問醫生告知他們雪倫的診斷結果，並指示若雪倫發作，請給予支持性治療而非給藥。事實證明，這對急診室醫生而言有執行上的困難。在發作長達一小時仍未停止後，一名資淺醫師打電話給我，並在我的要求下將發作情況錄影寄送給我。這次的發作情形與我們在遠端監控錄影病房拍到的情況一樣，完全符合解離性發作的特徵。我建議雪倫的醫生持續觀察和等待即可。一小時候，雪倫在醫院推床上坐起來要求返家。

這次發作就是轉捩點。在急診室而非加護病房醒來，給了她安心與勝利感。幾星期後，她開始接受認知行為治療，進展十分明顯。她開始能察覺自己即將昏倒的微小徵兆。治療師教她一些防止發作惡化的方法，雖然不是百分之百有效，但發揮效果的頻率頗高。

「我不敢相信居然這麼有效，」她終於對我放下戒心後對我說。「有時我無法完全停止抽搐，但我可以不讓自己失去意識，甚至可以藉由讓雙手忙碌而將抽搐的範圍局限在腿部。如果我坐著，別人根本不會察覺。」

雪倫慢慢地復元了，但我還是不確定她發病的原因。我試圖尋找病因，精神科醫師和治

療師也試圖尋找病因。而雪倫生活的新片段已經自行透露了她的病因。我開始覺得雪倫並不知道如何表達內心的痛苦，因為她從小就被鼓勵要勇敢克服困難。我懷疑昏倒為雪倫創造了一個機會，讓她表達自己的感受，並尋求幫助。

這當然只是推測，但神經科學家是推測的高手。不論是癲癇或解離性發作，我們大多都只能猜測發病原因。不過人們對器質性疾病的不確定性的接受度，遠高於對精神疾病的接受度，光是觀察到這點已經十分有趣。

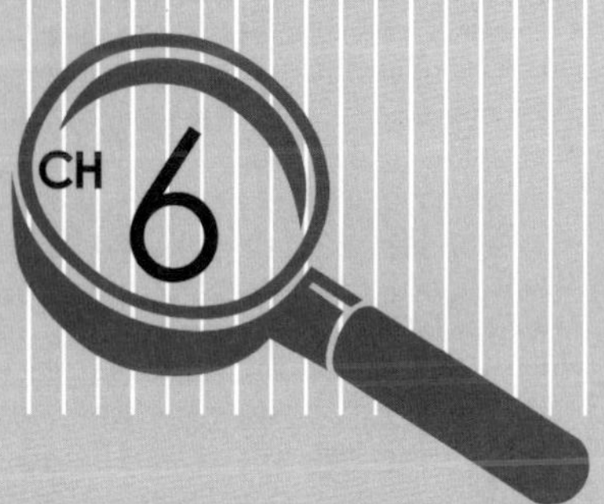

不停逃跑的女孩

從深植痛苦的過往

我奮起。

——美國作家暨詩人　瑪雅・安傑盧（Maya Angelou），

〈我仍將重生〉（Still I Rise, 1978）

「有警察打電話來請妳回電，」我一進辦公室，祕書就這樣對我說。「是關於奧古絲特。聽起來她好像被逮捕了。」

「喔不……可憐的奧古絲特。」

我心頭一沉。我一直都有預感這一刻終究會到來，但還是希望這一刻永遠不會發生。

「我就知道妳一定會不開心。她是妳最喜歡的病患，對吧？」我的祕書溫柔地說。

我笑了起來。「我頂多說她是前十名！」

家長不應該偏愛某個孩子，醫生也不應該有最喜歡的病患。不過，我祕書的觀察確實無誤，我對奧古絲特的確特別心軟。我認識她很久了。她的個性幽默風趣，勇敢堅強，我很欣賞她。但我們並不是一開始就那麼好，而是慢慢喜歡上彼此。

奧古絲特不論過去或現在都是個聰明又反骨的女子，十分有主見。她的故事在學校操場展開，當時她十六歲，正站在操場的一頭，而所有青少年在午休時間都聚集在操場上，奧古絲特一腳擱在欄杆上和朋友聊天。那天只是很尋常的一天。接著發生了一件很奇特的事。奧古絲特突然不說話，笨拙地把腳從欄杆放下來，差點因此跌倒。接著她拔腿就跑。她在朋友面前突然轉身衝過柏油路，一直跑到操場最遠端的圍牆前才停下來。附近的人全都轉頭看她，並不是因為她跑了起來，而是因為她毫無顧慮地撞開所有擋路的人。

原先和奧古絲特聊天的朋友都以為是某件事惹怒了她，但沒有人清楚真正的原因。奧古絲特自己也不知道她為何突然間全速奔跑。幾年後，我問她對這件事的看法。她如何解釋這件事？她說她已經不記得了，猜想自己大概厚著臉皮裝作若無其事。我想她的猜測或許正確。我所認識的奧古絲特自尊心很強，我可以想像她一定是盡可能將這件事輕描淡寫帶過。

這件事並未引起注意。大家認為那只是青少年尋求他人關注的行為。不幸的是，不久後奧古絲特開始常常在教室、操場或運動場上突然毫無預警地暴走。她可能在上課時突然站起來跑出教室，或是在上體育課時無視其他人地繞著運動場跑。

一開始大家並不認為這是醫學上的問題，只以為奧古絲特是在發洩考試的壓力。她是個很有企圖心的女孩，對自己的期望很高。她母親接獲通知，奧古絲特被要求接受學校諮商顧問的多次面談。她不承認自己對考試的焦慮程度高於平常。這一連串的諮商很快便陷入僵局，最後無疾而終。

然而，奧古絲特突然站起來跑走的傾向並未消失，反而加重了。起初她母親怪罪校方，因為她似乎只有在學校時才會出現這種逃跑的衝動，但後來她在家也開始出現相同行為。奧古絲特在看電視、吃早餐、說話途中，都可能會隨機站起來跑出去。在自家看到她發作的情況後，奧古絲特的母親很快明白這不只是普通的少女叛逆問題。她帶著不情願的女兒就醫。

醫生聽完奧古絲特和她母親的說明後，開始尋找奧古絲特生活中的壓力來源，也發現了幾個。特別是奧古絲特不久前才目睹朋友發生意外受傷。醫生懷疑這件事在她心中留下創傷。或許她無法處裡自己目睹的情況，於是表現在行為上。

奧古絲特被轉診給精神科醫師。那名醫師認為沒有證據顯示奧古絲特有任何精神方面的問題，奧古絲特和她的家人也贊同這個結論。現在他們又回到原本的困境。奧古絲特完全不知道自己究竟怎麼了。校方認為這是行為問題，但找不到問題的根源。家庭醫師雖然放寬心說這似乎不是精神方面的問題，但並不知道接下來該怎麼辦。在此同時，問題變得愈來愈嚴重，讓奧古絲特覺得自己太過引人注目，也覺得愈來愈痛苦。她的功課開始退步，也愈來愈難回去上課。最後，奧古絲特休學了。

後來發生了緊急情況，當時奧古絲特和她母親走在地方大街上，奧古絲特突然轉身衝入車陣中，差點就被一輛公車撞上。她的母親和哥哥決定帶她到急診室，醫護人員堅持要她接受檢查。

我可以想像當天為奧古絲特看診的急診醫生有多混亂，要知道該怎麼做並不容易。醫學教科書中並沒有原因不明偶發性逃跑的相關說明。後來是這位醫生打電話給神經內科醫師才激發了某種想法，或讓他請更資深的醫師會診。

那名神經內科醫師聽完急診醫師的說明後，馬上就想到可能是癲癇症。他從敘述中得知，奧古絲特對事發經過幾乎沒有記憶。這些逃跑事件持續的時間很短，而且每次發作前後奧古絲特似乎都很正常。這些特點都符合自我緩和型的腦內風暴。他安排了一系列的檢查，結果都顯示正常，這樣的結果很常見。腦部磁振掃描和腦電圖都顯示她的大腦很健康。由於神經內科醫師已經預期即使有嚴重腦部疾病，檢查結果仍可能完全正常，因此他根據癲癇的臨床診斷開始讓奧古絲特接受治療。奧古絲特服用三種抗癲癇藥長達一年，但病情仍未好

轉。

逃跑事件發生十八個月後，治療無效導致大家開始懷疑診斷結果。奧古絲特再度被轉診到精神科，然後又被轉回神經內科。接下來幾年，她就在神經內科醫師、精神科醫師、心理醫師和家庭醫師之間轉來轉去。診斷結果不斷被重新檢視，改過來又改回去。大家都一致認為奧古絲特有嚴重的問題，但不論他們如何嘗試，都無法讓她的情況好轉。大家一度懷疑她是注意力缺失症，但她的家庭醫師認為可能性不高。最後，有的人認為她的情況是恐慌症發作，有的人認為是癲癇發作，但不論哪種治療都對奧古絲特無效。

我第一次聽到在奧古絲特的故事時，她才二十多歲。和我共事的癲癇專科護理師愛黛兒，被叫去另一間醫院的急診室看她的狀況。愛黛兒問我是否能讓奧古絲特住進遠端錄影觀測病房，以便對她的診斷做出結論。

我第一次見到奧古絲特時，她已經在遠端錄影觀測病房裡。我走進病房時，她正在激動地翻雜誌，看起來一臉不開心。過去幾年她已經住院太多次，早已信心全失，認定這項新的干預不會有正面效果。她只是因為相信愛黛兒才同意住院。

我向她自我介紹，請她對我說明逃跑事件的發生經過。

「我就是像個瘋子一樣到處跑，」她說。

「妳知道自己要發作嗎？在跑步時對當下發生的情況有任何知覺嗎？」我問。

我看得出來每提出一個問題，她的煩躁度就升高一些，但我依舊不停追問。

「這些事情妳看我的病歷不就知道了嗎？愛黛兒也全都很清楚啊。」

奧古絲特將愛黛兒視為可靠的人，這個判斷很正確。

「愛黛兒已經把妳的事情都告訴我了，但因為我們是第一次見面，所以我想確認自己對問題的理解正確。」

「反正我就是會跑掉。還有什麼妳必須知道的？」

我心想她不知道已經被迫對多少位醫療專業人士描述過自己的病情了。有沒有十二位？

「妳停止跑步的時候，知道自己在哪裡嗎？」

「我到底要跟妳講多少遍，我完全不清楚事情發生的經過。」

「抱歉，我只是想弄清楚。」

「妳根本不相信我。妳以為我是故意這樣做的，其實我根本沒病。」

「相信我，奧古絲特，我絕對沒有這樣想。妳之前看過的一位神經內科醫生認為妳有癲癇，我覺得他可能是對的。我之所以讓妳住進這裡，是想證明這個假設，或是得到其他更好的答案。」

「反正我已經全部告訴妳了。我們幹嘛不直接開始錄影，讓妳可以自己看清楚。我是因為這點才答應住進來的，不是為了被重新質問一遍。」

雖然她很不耐煩，但我還是想繼續問下去。診斷的主要依據就在病情敘述中，而我目前對奧古絲特的問題了解十分有限。奧古絲特的表情告訴我，如果我不罷休，她可能從此不會

再理我，因此我認為最好還是先暫時收手。反正奧古絲特要住院一週，我可以慢慢認識她。

「妳說得沒錯，」我說，「我們先做檢查和觀察發作情形，之後再來聊好了。」

我希望這麼說能讓我們之間的氣氛緩和一些，但似乎沒用。奧古絲特看了看病房四周。

「如果妳以為可以在我發作的時候把我關在這裡，那妳一定是瘋了，」她說。

「病房外就有護理師，她們會隨時留意妳的情況，所以不管發生什麼情況都不會有問題。」

「這只是在浪費時間。」

她以前已經做過很多檢查，結果都顯示正常。她會斷言這項檢查也一樣無效並非無的放矢。

「總之還是值得一試，妳不覺得嗎？」

奧古絲特不情願地咕噥一聲表示同意，然後又埋首在她的雜誌裡，讓我不得不離開。

隔天，愛黛兒打電話通知我奧古絲特已經發作了一次。

「妳能看一下嗎？她們沒辦法讓她待在房裡。我覺得情況可能會變得很嚴重，」她說。

我看了影片紀錄，情況不太妙。奧古絲特當時正坐在床上看電視，右邊有一張托盤邊桌，擋在她和通往走廊的敞開房門之間。發作前完全沒有預兆，也沒有先行症狀。等她開始行動時，動作迅速到鏡頭只捕捉到她一、兩秒的身影。她站起來往右衝，拔腿就跑，而且十分迅速。擋住她去路的那張托盤邊桌似乎對奧古絲特毫無影響。她直接撞開桌子，彷彿那張桌子根本不在那裡。桌子滑開，危險地傾向一邊，最後才又回正。桌上的一個盤子掉到地上摔碎。我只有空蕩蕩的房間影片可看。整個行動是在病房區的其他地方發生。

掛在她腰間的電極盒連接至她病房牆上的一台電腦。盒內有備用電池，因此即使與電腦的接線脫落，也能持續記錄腦波。但奧古絲特的腦電波並未成功記錄下來，而是在她衝出房門的那一刻就停止記錄，想必是因為電線被扯斷了。我按下快轉鍵，看著空蕩蕩的房間在螢幕上迅速閃過。

其餘的事發經過，都是由當時值班的護理師向我轉述。護理站離奧古絲特的病房只有幾英尺，供護理師監看遠端錄影畫面的電腦就放在那裡。不幸的是，奧古絲特的動作實在太快又出奇不意，因此護理師過了一會兒才明白發生了什麼事。直到奧古絲特快跑出病房區的雙開門衝向樓梯時，她們才抓住她。後來她們告訴我，她們在那裡發現奧古絲塔時，她十分生氣，開始堅持要出院。她們必須好言相勸才讓她同意回到監控病房。

「有什麼用？」不久後愛黛兒打電話給她，她又氣又沮喪地說。「既然她們追不上我，我又會弄傷自己，那我來這裡幹嘛？我在家還比較安全。」

我看著發作時的腦電波紀錄。的確，有什麼用？在電線被扯斷之前的短暫幾秒鐘，她的腦波是正常的。我在影片中只看到一名迅速衝出房間的女子。愛黛兒說服她讓我們再試一次。技術人員更換了斷掉的電線，我們再來一次。

護理師準備面對第二次癲癇發作。這類發作通常會連續發生，因此我們預期很快就會面

臨另一次發作。我們將奧古絲特的扶手椅搬到離門最遠的床邊，讓她得多花一點時間才能離開房間。一名實習護理師與奧古絲特一起待在房裡，準備在奧古絲特跳起來時應對。這名護理師比奧古絲特更靠近門口，因此能先趕到門邊將她們兩個人關在房裡。

奧古絲特突然無處可去，於是猛然轉向撞上牆壁。但這不足以讓她停下來。她向後反彈，轉了個方向，朝門口正對面的窗子跑去。等到跑到窗前又再度被擋住，於是左轉跑完那短短一小段距離。托盤桌正好被推到那個角落，以免再度發生意外。奧古絲特撞上桌子，再度轉身又往前衝了幾步，然後最後一次轉身。她在托盤桌前停下腳步，鑽進桌子底。護理師跟在後頭，但在她試著接近時，奧古絲特威脅地揮動手臂，似乎在向護理師示警要她走開。奧古絲特退進角落幾秒鐘後，她上方的那張托盤桌開始晃動。護理師按下警鈴，另外兩名資深護理師跑來找她。等她們抵達病房時，發作已經結束。奧古絲特已經恢復正常。她站起來，拍了拍身上的灰塵，整理好服裝儀容，坐回床上，彷彿在桌子底下的地板上清醒過來很尋常。護理師立刻開始問她問題，這是評估她意識及語言狀態的部分程序。奧古絲特簡短但正確地回答。

「所以妳看到了吧？現在我可以回家了嗎？」她問護理師。

不論我看過多少癲癇發作的影片，我想我還是能有新的發現。這次的發作對我來說就是新的見識，是奧古絲特才有的發作模式。她就像彈珠台遊戲機裡的銀色彈珠，在各個目標之間彈來彈去。

我看著奧古絲特的腦波圖，但很難判讀。她跑得太激烈，以致垂在她身後的絕緣導線不停晃動，拉扯著黏在她頭皮上的電極。這種運動會干擾腦波紀錄，而我在未受干擾的腦電圖紀錄中也看不到任何明顯異常。就算奧古絲特的腦波紀錄中有任何地方顯示癲癇發作放電，我也看不到。等到跑步結束她放鬆時，腦波紀錄也恢復清晰正常，但此時她的情況已經好轉。

也許現在我應該比先前更有話直說。我可能會讓人誤以為腦電圖的判讀比實際上更可靠正確，讓人以為只要將金屬圓釦貼在頭皮上，就能知道腦部的一切電流活動。你最好從一開始就對這種說法抱持懷疑。畢竟在電極與大腦之間還有頭骨、頭髮和肌肉層層阻隔。肌肉本身也會產生電流活動，對腦波圖產生干擾。如果患者規律地彈舌，也可能讓腦波紀錄出現類似癲癇發作的波形。腦電圖的電極無法判斷紀錄的電流活動是直接來自腦部，還是其他地方，必須由醫師來判斷彈舌與癲癇發作之間的腦電圖差異。

此外，腦部產生的電流活動振幅極低，必須要整整六平方公分的大腦皮質同時出現癲癇放電，頭皮上的記錄裝置才能偵測得到。極小範圍的大腦皮質小型癲癇發作，往往無法透過頭皮電極測得。我們也看不到隱藏在腦溝深處的放電。更何況還有那些隱藏在腦部表面下完全看不見的發作？判讀腦電圖就像在陰天晚上看月亮，以為憑自己所見就足以了解月球表面上的一切。

顳葉位於頭部兩側，因此最容易記錄。額葉很大，而且有許多縫隙是頭皮腦電圖無法測得的，而且額葉的內側和下側也同樣看不到。

奧古絲特的腦部沒有癲癇放電，並不表示可以排除癲癇的可能。泛發性癲癇發作由於影響範圍遍及整個大腦，因此只要一個腦電圖電極貼在頭部任何地方幾乎都可以測得，而相較之下，局部性癲癇發作只有在表面腦電圖可探知的位置才能偵測得到。

為了下診斷，我仰賴錄影及正式的常見癲癇徵候學病例報告。在癲癇領域中，我們可以運用的腦部圖分為兩種：第一種顯示的是正常腦部的功能性結構，第二種是癲癇發作徵候學圖表。癲癇徵候學屬於臨床領域，神經內科醫師可以從中了解癲癇發作的徵候。

目前醫界已經針對癲癇發作時非常難料的各種徵候制定出準則。幾十年來，透過觀察患者發作的情況，及釐清每種症狀與每位患者特定腦部病灶的關聯，我們了解了哪種癲癇發作症狀源自哪個腦部區域。這個過程與修林斯．傑克森與潘菲爾德當年的研究過程一模一樣：就是從病患身上學習。如今唯一的差別在於患者人數更多，而且可以透過網際網路傳播資訊。

但徵候學的圖表中並未包括瘋狂跑步這一項。就像雞皮疙瘩和七個小矮人一樣，漫無目的奔跑太過特殊，因此無法列入標準癲癇症狀清單。不過，還有許多病例報告詳述其他種狂亂的動作，像是手腳亂揮、雙腳像在踩腳踏車或跳舞等等。在這些症狀出現時，最常見的原因都與額葉的病灶有關。我們將這類癲癇發作稱為「複雜動作」或「過動」。

額葉是腦部最大的區域，包含許多極為重要的功能性區域，其中便包括與運動控制相關的重要區域。皮質小人顯示出潘菲爾德發現的初級運動區，也就是布洛德曼的第四區。不論是人為或癲癇發作對初級運動區造成的神經刺激，都會導致僵直或身體相應部位規律抽搐等簡單動作。就像初級視覺皮質，初級運動皮質與最單純的動作有關。

多數動作都並不簡單，因為你必須知道自己在空間中的位置、動作的目標，以及必須收縮哪條肌肉才能達成目的。以打網球為例，你必須知道球在哪裡、自己手臂在空間中的位置，球拍要採取何種角度，擊球的力道要多大。打網球不僅會用到手臂肌肉，還需協調多個肌肉群以便維持平衡與姿勢，這一切動作都需要規劃。初級運動皮質能讓你的手臂活動，但規劃則需要動用其他大腦皮質區域。要做出有目的性的精確動作，需要使用位於額葉的其他運動區域。

運動輔助區與前運動皮質區位於額葉，在初級運動皮質區的前方。量測運動輔助區及前運動皮質區的電流活動，會發現在實際執行某個動作的前一刻，這兩個區域就會活躍起來。這表示運動輔助區及前運動皮質區是規劃動作的重要區域。據了解，前運動皮質區可能提供了空間指引，有助於引導動作。除了其他功能，運動輔助區也會協調身體的兩側，但究竟如何做到這點仍不清楚。大腦以外的結構也會參與，尤其像是打網球這種複雜的一系列協調性肌肉收縮。小腦位於大腦的後下方，是協調及程序性（肌肉）記憶的重要器官。

在初級運動皮質區發作的癲癇，會導致局部性的肌肉群活動。奧古絲特的癲癇發作是以運動來表現，但並非單一肌肉群或肢端的運動，而是全身的激烈運動。運動輔助區及初級運

動皮質區，都無法以單純的卡通皮質矮人來表示。這些區域受到電流刺激並不會出現單一身體部位運動，而是會產生許多不同肌肉群的運動。由於額葉對複雜性運動具有此種重要性，因此即使腦電圖中沒有明顯的放電，這仍是奧古絲特癲癇發作的主因。

我和奧古絲特討論了檢查結果。她滿懷希望地看著我，似乎開心了一點。許多患者都擔心，他們來到醫院後沒讓我們看到他們在家發作的情況，我們就不會相信他們。在病房發病兩次似乎讓她的心情好轉。

在我告訴她腦電圖結果正常之前，我告訴她我相信她突然逃跑就是癲癇發作。

「妳百分之百確定？」她問。

「我很確定，但沒有任何事是百分之百絕對的。」

「妳從腦電圖看出來是癲癇？」

「不是，是從監視影片裡看到的。」

「但妳也從我的腦波看出什麼了吧？」

「很遺憾沒有。腦電圖一點用也沒有。」

我向奧古絲特解釋了診斷的依據。她看起來既高興又生氣。

「我真的很希望腦電圖能給妳答案，」她說。

「我懂，不過我真的認為癲癇的診斷是確定的，即使腦電圖上看不到異常。」

我們談的都是她哪裡出問題，卻很少談到我們能為她做什麼。我感覺到奧古絲特迫切地想要一個確切的答案。我想我回應了她內心的這個需求。過去她的診斷結果在恐慌症發作和癲癇之間來回變動了許多次，她必須擺脫這個情況。

「妳相信我？」她說。

「當然。奧古絲特，我想沒有人懷疑過情況對妳而言有多糟。只是他們已經盡了全力，但還是沒辦法改善妳的情況。他們不知道接下來該怎麼辦。」

我也不知道。奧古絲特已經試過三種抗癲癇藥。不論我嘗試哪一種新藥，能讓她的癲癇從此不再發作的機會都很渺茫。

「所以我就永遠這樣了嗎？」

由於她的癲癇已經發病，奧古絲特不僅休學也無法工作，只能依靠她的家人，而且大多時候都待在家裡。

「我得老實跟妳說，奧古絲特。我不知道該怎麼讓你的癲癇不再發作。但我可以理解癲癇發作肯定讓你無法忍受，而我也同意妳其他醫生的看法，就是我們必須用盡各種方法。」

從此時開始，奧古絲特和我展開了一段漫長艱辛的旅程。我開始嘗試各種新的藥物組合，每種組合都必須以滴定法極緩慢地調高劑量。我們嘗試的每種藥物，至少都需要六個月的療程。偶爾她的癲癇會戲弄我們，讓我們以為病情好轉。但這種情況始終無法持續太久。幾乎所有藥物都會產生某些不良副作用。她的體重開始大幅變動。

奧古絲特的身材高䠷勻稱，抬頭挺胸驕傲的站姿帶有一種驚人的美。但她出現在我診間

時，已經瘦了十多公斤。這是她其中一種藥的驚人副作用。這些藥丸只微幅改善她的癲癇病情，卻也害她體重減輕到危險的程度。她整個人瘦成皮包骨，臉上稜角分明。

「我看起來糟透了，」她冷冷地說。但我看得出來她正在忍住眼淚。「我非得繼續吃這種藥不可嗎？」

當然不用。消除癲癇的藥物有時會找到新方法毀掉一個人的生活。我很快停掉那種藥，改用另一種。一年後她的體重恢復，又過了六個月她變得過重。另一種藥，另一種副作用。

「我的衣服都穿不下了。我買不起新衣服，我看起來糟透了。」

我擔心奧古絲特會就此認命，我不想看到她變成那樣。她總是充滿鬥志，但她經歷了太多折磨，已經覺得累了。

「我已經受夠了替自己解釋，」有一次她對我說。

奧古絲特逃跑時的態度堅定又危險。她在無意識的狀態下迅速奔跑，完全沒有警訊或前兆，也不會留意汽車、路邊石及滾燙的茶壺。

有時，她只有透過受傷才會知道自己癲癇發作過。「我站起來卻發現自己走不動，因為我的腳踝腫了，或是我的膝蓋痛——但我完全不知道原因。」不過至少在家裡，她還可以控制身邊的環境。有一次奧古絲特在公車上癲癇發作。她只記得自己上了公車，坐到上層的位子。過了一會兒，彷彿經過某種暗黑魔法的傳送，她發現自己坐在陌生人的客廳裡，被一個有老有少的亞洲大家庭圍繞著。

原來奧古絲特突然站起來衝向公車門跳了出去。究竟那輛公車當時是停著，還是特地為她停下來，我們已經無從得知。她來到街上後跑了好幾公尺，然後轉進一座庭院，再從庭院打開陌生人的前門衝進他們家。她清醒時坐在扶手椅沙發上，一群人滿臉疑惑地看著她。

這家人非常好心。他們看到一個陌生人闖進自家大門還能歡迎對方，比我在相同情況下可能會有的反應冷靜多了。奧古絲特的包包、手機和錢包都在公車上，因此他們還幫助她回到家。奧古絲特不知道的是，在她接受一名陌生人幫助的同時，另一名陌生人已經幫她保管了她遺留在公車座椅上的物品。那個人看到奧古絲特突然跑掉，也看到被她留下來的包包。她在奧古絲特的手機裡找到她母親的電話號碼，然後打電話給她母親。奧古絲特的母親接到這通電話，心裡又驚又慌。後來她又接到奧古絲特打來的電話，告訴她自己平安無事，才終於鬆了一口氣。當天稍後，公車上的那名女子來到奧古絲特母親的家門口，送還奧古絲特遺落的物品。

「她把包包還給我之後還站了一會兒，就在原地不發一語，」奧古絲特的母親對我說完後笑了起來，「我猜她在等我給她謝禮吧！」

「她人真好——我想她也有自己的難處吧，」我說。

「但我沒辦法給她什麼。」

「當然，我明白，我相信她也明白這點。」

「不是所有人都很糟糕，」奧古絲特的母親說。

「當然。」

有了這種經驗，奧古絲特變得不願意走出自己的公寓。這導致她的生活變得很無趣——無趣，但相對安全。如果能一直這樣倒也無妨。但幾年後，奧古絲特的癲癇症似乎變得愈來愈狡猾。起初只要她緊閉公寓的所有門窗，不論她跑得多激烈都可以把自己關在家裡。她會衝去撞牆，然後清醒時發現自己滿身瘀傷和擦傷——但至少她還保有某種程度的控制權。她會確保沒有太危險的障礙物，逃跑時不會骨折，或受到無法復元的傷害。

等到奧古絲特發現她在癲癇發作時會開門鎖，情況變得更恐怖了。有一天，她在大街上驚醒。她知道自己的大門已經上鎖，因此一定是她自己開了門鎖。我知道保護奧古絲特是我的職責，但我從來沒見過像她這樣的病例，所以也不知道該給她什麼建議。她的哥哥開始出主意。他想將她公寓裡的牆面全部鋪上軟墊，降低她弄傷自己的機率。但這麼做會讓她的家看起來像是加了軟墊的監獄。這麼做的難度太高也不美觀，而且讓人沮喪，因此我們決定投反對票。然後她哥哥又提議，可以在她身上綁條繩子，讓她只能在家中的一定範圍內移動。不過這似乎太危險，因此不予考慮。最後一位聰明的職能治療師想出一個解決辦法。她建議我們安裝一個可以變更密碼的密碼鎖。她母親每次來訪就重設密碼。奧古絲特將每組密碼寫下來，但得小心不要記得太熟，以免自己可以不加思索輸入密碼。這是絕佳的解決方法，效果很好。我們都鬆了一口氣。但面對癲癇得隨時保持警覺，這並非一般人可以做到。因此，最後癲癇症再度趁她鬆懈時做出逆襲。

奧古絲特住在國宅公寓的三樓，上下左右都有鄰居。她在一年多前開始避免離開自己的公寓，因為她已經厭惡在陌生的地方醒來。她擔心自己有一天會衝進車陣裡。她覺得一場可怕的交通事故似乎正等著她。待在家裡讓她比較放心，只有在她母親或朋友可以陪她的時候，她才會出門。

奧古絲特為人幽默風趣又友善，因此家中總是不乏訪客。我可以想像她的左鄰右舍看到這種情況會怎麼想。她顯然是個二十多歲、四肢健全的年輕女子，卻沒有工作。她整天待在家裡聽音樂，總是有許多年輕人來來去去。她與某些鄰居的關係變得十分緊張。她與樓上的鄰居發生了小爭執，這位鄰居在深夜發出許多噪音。奧古絲特請對方安靜一點，但對方並不是非常通情達理。他不知道也不在乎奧古絲特的公寓就是她的全世界，也不知道她被困在公寓裡。

有一天，奧古絲特的母親來她家，幫她拿垃圾出去倒。只要有她母親在，奧古絲特就不會那麼小心翼翼，因為她知道身邊有個自己可以絕對相信的人。因此奧古絲特的母親因為只是出去一會兒，所以沒關上大門時，她們倆也都不擔心。在當週的其他一百個小時裡，她這麼做都不會有問題，但偏偏就在那一天的那個時候，奧古絲特正好癲癇發作。不管是她還是她母親，都說不清楚接下來究竟發生了什麼事。她們都只目睹了事發後的情況。奧古絲特在自家外頭的人行道上清醒，一名男性鄰居站在她面前氣沖沖地貼在她面前對她破口大罵。

「我都可以感覺到他的口水噴到我臉上，」奧古絲特告訴我這件事時說道。「我推開

他，好讓他離我遠一點。」

經過拼湊後，事情經過似乎是奧古絲特發作逃跑時，她的身體或衣服的一部分撞到了那名男子正在推的嬰兒推車。她將嬰兒推車從那名男子手中搶過來拖行了幾公尺，直到癲癇發作驟然停止。那位鄰居認為她這個舉動顯然是打算搶奪或傷害他的孩子。奧古絲特清醒後壓根本不明白他為何如此生氣，但由於她覺得自己受到威脅，所以才動手推開那名男子，後來對方將這個舉動視為人身攻擊而報案。奧古絲特太過混亂和恐懼，無法替自己說明。於是對方便叫了警察。

她對警方說自己患有癲癇，幾小時後警方打電話給我。我回電給警方。奧古絲特已經被關在拘留所裡。她因為人身攻擊與綁架兒童未遂而遭逮捕。由於奧古絲特身上並未配戴任何載明醫療警示資訊的手鍊或項鍊，因此警方需要向我證實。我證實了她的確患有癲癇，而且不論發生什麼事件，她告訴他們的很可能都是真的。我說明了她的發作情況，並努力解釋她在發作時有多麼無法控制自己。警方告訴我他們無法決定奧古絲特是否有罪，但我提供的資訊已足以讓他們釋放奧古絲特。但她還是得面臨遭到起訴。

我等了幾個小時，然後試著打電話給奧古絲特，但她沒有接電話。兩天後，她母親驚慌失措地替她打電話給我。奧古絲特氣得無法跟人說話。我深知她的自尊心有多強，因此可以理解。她母親求我幫忙。我安排她們倆在我下次看診時來找我。

奧古絲特板著臉走進我的診間。我還沒提問，她就已經先開口說了起來。她已經厭倦替自己解釋，也不想一再為了不是自己的錯而請求別人原諒。她不想老是被迫不斷尋求幫助。

「不管發生什麼事，我都知道不是妳的錯，」我安慰她，「相信警方也知道這點。」

「不是警方，」她母親告訴我，「是那個鄰居。警方告訴他癲癇的事，但他說他才不管。他就是要她被起訴。」

「他們要我搬出公寓，」奧古絲特說。

「的確就是這樣，」她母親證實。

我答應幫忙奧古絲特，所以再度打電話給警方。他們說雖然他們很樂意相信我的解釋，但被害人堅持要讓奧古絲特被起訴，所以他們也別無他法。警方請我寫一份醫學報告。我趕緊用口述方式擬好信件內容，交給我的祕書打成文字。

「妳聽起來很生氣，」我的祕書播放錄音檔時安慰我。

我**的確**氣炸了。我並不期望那位鄰居能理解奧古絲特癲癇發作的原因，但聽了完整的解釋，也有人證實她的說詞不假後，還堅持她一定要受到懲罰，似乎過於殘酷。奧古絲特的家已經是她的監牢，現在她根本無法往窗外看，就怕看到那位鄰居。她每天都緊閉著窗簾。

「他們要她搬出公寓，」她母親繼續說，「所以才用這件事當藉口。」

諷刺的是，奧古絲特也想搬到更適合的房子去，但她無處可去。我們已經吵了好幾年要她搬到一樓的公寓。她的家人和我都很擔心，她總有一天會從公共區域那座陡峭的水泥階梯上摔下來受重傷。或是她可能會從三樓陽台跳下來。

大約經過六個月頻繁地寫信，對方才終於撤銷告訴。這段期間她幾乎足不出戶，深怕自己會再撞上那位鄰居。她不再回醫院看診，於是我開始用電話向她問診，讓她不必強迫自己出門。

我還一度讓她住進醫院做評估。我很擔心她，也急於想找出新的解決方法。我重做了過去做過的每種檢驗，對能夠有新的進展懷抱著一絲希望。奧古絲特的癲癇依舊連續發作，藥物幾乎沒有效果。新做的一系列檢查找到了一個問題。

奧古絲特的腦電圖依舊正常，不過她的磁振造影檢查結果倒是異常——不是因為她的病情有了變化，而是因為科技進步了。掃描顯示有灰點散布在白質深處，出現在不該出現的地方，與一種名為「神經元移行障礙」（neuronal migration disorder）的疾病症狀吻合。

成年人腦部的皮質層是由神經元的細胞體組成。在大腦皮質下方則是腦部白質，其中包含連結神經系統各部分的軸索。但我們的大腦並以這個順序生長，而幾乎是由內而外發育。最終組成大腦最外層的灰質或神經體，是從內部的神經母細胞開始發展。受精後的最初兩個月，在胚胎發育時，神經母細胞必須遷移到它們在大腦外皮質層的最終目的地，並在該處發育為神經元。有時遷移過程出錯，就會有小部分灰質散落在不該出現的地方。這種情況可能造成各式各樣的影響。在某些人身上並不會造成任何傷害，他們一輩子都這樣毫不知情地活著。但在某些人身上則可能導致嚴重的身心失能。有些嬰兒會因此夭折，有些人則因此罹患癲癇。

磁振造影掃描確認了奧古絲特患有癲癇，雖然我從未懷疑過這點。這是很不幸的結果。神經元移行障礙是遺傳疾病。有這種疾病的人很難成功懷孕，他們的後代也可能會出現嚴重的發育問題。這是奧古絲特生命中的另一道難題。

從奧古絲特第一次來找我看診至今已經過了十多年，而從我們確認她逃跑發作的病因至今也已經過了五年。奧古絲特無法以外科手術治療，因為她腦中太多區域都有散落的灰質，根本無法確認哪一塊才是造成她癲癇發作的原因。她只能繼續服藥，但藥物對她的幫助依舊有限。我覺得自己根本沒幫上她的忙。我在絕望之下請她重做的那些掃描和檢驗，也毫無用處。雖然治療失敗，奧古絲特依舊繼續過她的人生，只不過是不一樣的人生。是被囚禁在四面牆壁之內的生活。

「我開始創業做蛋糕，」最近她告訴我。「已經賣出一個了。」她永遠無法出外工作，所以她設法在家工作。她給我看了許多有美麗糖霜裝飾的結婚蛋糕及生日蛋糕。

「做得真棒，」我說。「妳從以前就想當烘焙師嗎？」

「不是。我以前念書的時候想當醫生。」

醫生。我很訝異。我已經認識奧古絲特好多年了，卻從來不知道她的夢想。我只知道她很有創意。她很會畫畫，喜愛音樂，也會烹飪。她會做翻糖花。有一次她送給我一朵翻糖花，我把花放在書架上的花瓶裡。不過當然，繪畫、聽音樂和烹飪都是可以在家做的事情。

她已經根據自己的生活狀況調整了她的夢想。

「我都不知道妳對醫學有興趣。」

「有很多事都是我想做卻永遠沒辦法做的，」她對我說。「我一直很想旅行，但我哪裡也沒去過。」

當然她也沒出過國，她幾乎沒離開過她的公寓。但我以前從來沒想過這件事。

「那妳會去哪裡？」

「我哪裡都想去。我想去德國。」

「德國！」

我們笑了起來。她想看全世界——從德國開始。在當下這似乎很好笑。然而，如果你哪裡都沒去過，你會想從哪國開始？

「我聽說那裡很棒，」她說。

「的確是。有美麗的鄉村和都市。我覺得妳會喜歡柏林，」我說。

這段對話讓我明白，我對奧古絲特的認識根本沒有自己所想的那麼深。我只認識罹患癲癇的那個她，但她也曾經是個不必生活在牢籠中的女孩。

「我報名了蛋糕製作班，」她告訴我。目前為止她都是靠自學。「但我媽必須陪我上每堂課。」

她不能冒險自己一個人去上課。她母親負擔不起自己的報名費，所以只能坐在一旁觀看。

「我覺得大家都認為我們有點怪，我還有老是跟在我後頭的我媽，」奧古絲特對我說。

「後來我癲癇發作跑出教室。我媽說大家都目瞪口呆。他們從來沒看過這種情形。我媽跟在我後頭把我帶回教室。然後她只對全班說：『這就是我待在這裡的原因！』接著大家都閉嘴了！」

「妳有向全班解釋自己為什麼會逃跑嗎？」我問奧古絲特。

「沒有。我幹嘛解釋？」

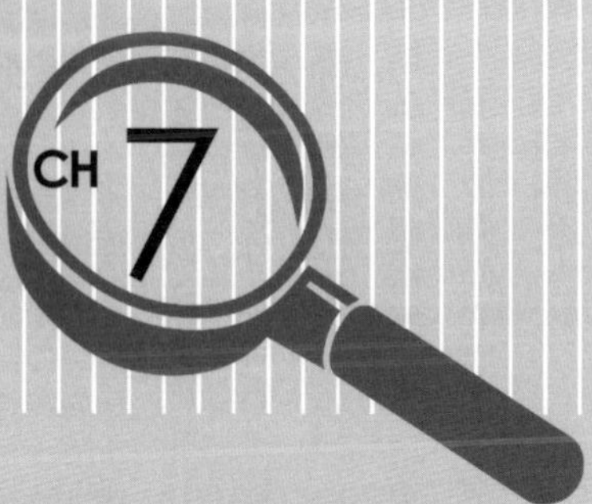

最佳選擇

大腦比海深。

——艾蜜莉・狄更生（Emily Dickinson），
〈大腦——比天空遼闊〉（'The Brain—is wider than the Sky', 1862）

雷和我並肩坐在遠端影像監控辦公室裡，技術人員和我就是在這裡看患者癲癇發作的情況。雷已經在監測病房住了五天。本週是他的幸運週——他在這短短五天內已經發作三次。我們雙方都很滿意。藥物始終無法真正改善雷癲癇發作的情況。有些藥丸讓他的病情好一點，但所有藥物的效果都沒有真正明顯且有效的差異。我們必須親眼看看他的發作情況，才能判斷是否有其他方法對他更有效。

「我不確定自己是不是想看這個，」雷說。

「你可以不必現在看。這段影片不會自己跑掉，明天還是會在這裡。你可以再考慮一下是不是要看。」

我每週至少有六名患者接受影像監測，但會要求看自己監測影像的患者，我只需要五根指頭就能數完。我始終無法真正理解這點。多數癲癇患者只透過家人的描述知道發作的情況。而那些真正看了影片的患者，往往會因為自己看到的畫面感到尷尬。他們會道歉和解釋。癲癇發作屬於無法控制的行為，是腦部接錯線所造成，因此不是患者的責任。但患者看到自己發作的情況依舊覺得尷尬，這表示即使是他們也無法隨時將自我與疾病劃分開來。

雷已經聽人描述他發作的情況不下百次。他要求看我們錄下的影像，但心情很緊張。

「很糟嗎？」他問我。

「我想你不會看到什麼意料之外的情景，」我對他說。

「我擔心的是我發作時候的眼神。」

「老實說，除了你已經知道的發作情況，我想你不會看到什麼讓你看不下去的畫面。」

雷的癲癇已經陪了他大半輩子。他通常每週會失去意識兩、三次，每次兩、三分鐘，總計不到十分鐘。聽起來似乎只失去了些許時間，但已足以改變他的整個人生。

「請繼續，」雷說，我打開螢幕電源。

「請問你怎麼知道癲癇要開始發作了，」我們快速瀏覽影片，尋找這次癲癇開始發作的那一刻，我趁機問他。

「多年來我一直在思索該如何解釋。我能想到最好的說法就是，發作一開始會有一種很美好的感覺。美好但奇異。彷彿我身在一個非常美的地方，像是在雲端俯瞰所有人。」

雷針對這點想了很多。我認為他對這個可怕情況的描述既清楚又生動。

「我癲癇發作的時候，通常會問周遭的人他們還好嗎，」雷對我說。「因為我自己感覺太好了，所以開始擔心起其他人。我知道他們永遠都不可能像我一樣感覺這麼棒。」

雷的癲癇發作是腦中離子與神經傳導物質交換，也就是一股電流所引發，但他還是覺得必須為自己的行為做解釋。這似乎能讓他在自己無意識的行為中找到意義。

我們看著螢幕上前一天雷坐在床邊扶手椅上的錄影畫面。坐在椅子上的他略微挺直身體，然後左顧右盼找東西。

「我忘了緊急按鈕在哪裡，」雷對我說完不好意思地笑了起來。我們兩人盯著螢幕，看到他最後終於找到緊急按鈕按了下去，對病房外的護理師表示他覺得不舒服。

「在前兆出現之後，你有什麼感覺？」我問他。

「那種美好的感覺是我唯一記得的部分。」

我們繼續看影像。十五秒過去了，但並沒有進一步發生其他狀況。接著房內的光線改變，護理師打開門走進病房裡。她是來回應雷的呼叫。護理師還沒關上門，雷已經以迅雷不急掩耳的速度站起來。

「滾開！」他大吼。

護理師嚇了一跳，但仍站著不動。

「滾開！」他又吼了一聲。

坐在我身邊的雷不自在地換了個姿勢。我們看到那位護理師鼓起勇氣。

「她知道那不是我的錯吧，」雷試探地說。

「她當然知道。她已經看過很多人癲癇發作，所以並不害怕，」我安慰他。

但她看起來很害怕。就連坐在他身邊只是看重播畫面的我都覺得害怕了。

「記得橄欖球這個詞嗎？」護理師一面說，一面走向站在椅子旁的雷。

「我不記得她說過這句話，」雷轉頭對我說，然後又轉回去看影片。

「你癲癇發作了嗎，雷？」護理師問，我們都聽到他清楚地回答。

「我不知道，有可能。」

「我也不記得這段，」雷對我說。

有時癲癇患者發作時仍能像神智清醒一般與人對答，但昏亂的大腦無法保留對話的記憶。此時的他們是以無意義的方式自動與人互動。我曾經與許多正處於癲癇發作或發作後餘波中的人有過顯然條理清楚的對話，但對方事後完全不記得對話內容。

「滾開、滾開，」雷又大吼。

接著他在嘴裡弄了一大坨白色唾沫，朝那位護理師吐口水。她迅速後退。雷馬上又吐了一口口水，護理師退到他無法觸及的範圍之外。

「我不是要對她吐口水，」雷說。

「我們知道，別擔心。這都是癲癇發作導致的。」

他繼續大吼和吐口水。我把影片的音量調低，免得雷難為情。我們仍舊聽到那名護理師朝著雷的方向出聲安撫他，但她待在病房的另一頭與雷保持距離。她開始問雷叫什麼名字。他沒回答。她試著問他的年齡和住址，但他只說：「妳還好嗎？」彷彿他認為這名護理師才是不舒服的人。「滾開、滾開。」他繼續叫罵和吐口水。

隨著癲癇發作持續進行，雷開始在病房內四處走動。我們看到他停下來，背靠著牆輕鬆地站著。過了一會兒叫罵聲逐漸停歇，雷走回他的椅子。他伸手拿了一個塑膠杯，坐在床邊的置物櫃上喝了一口水，然後將杯子放下。他轉身面對房門，緩緩走出鏡頭外。護理師跟在他身後，小心翼翼地帶他回到椅子前請他坐下。等他坐下後，她從桌上拿起杯子問雷那是什麼。

「杯子，」他一臉疑惑地說。然後她從口袋拿出一枝筆給他看。

「筆，」他說。

「你還好嗎，雷？」她問。

「很好，」他說，「妳沒事吧？」

「你知道自己在哪裡嗎？」

「知道。」

「結束了嗎？」

「對。」

「你知道自己剛才癲癇發作了嗎？」

「啊？知道。」

等到確認癲癇發作的最壞情況已經過去之後，這名護理師便走出病房，一、兩分鐘後她帶著一名同僚回來。等到這名護理師一出現，雷便開心地宣布：「我覺得我剛才癲癇發作了。」

「我知道。你發作的時候，我就在你身邊，」她對他說。

「是嗎？」雷一臉詫異。

「對，整個過程都在！」

「攝影機都拍下來了嗎？」

「有，都拍到了，」她說完，他便露出微笑。

我停止播放影像，計算發作的時間持續了多久。從前兆，也就是那個美好的感覺出現到按下緊急按鈕相隔七秒。又過了二十秒他站起來，護理師衝進病房裡。吐口水和吼叫花了四十秒，東張西望和喝一口水花了三十秒。雷走出病房和被帶回來花了十秒。又過十秒他才恢復。從開始到結束總共經過一分又五十七秒。

「不算太糟吧？」雷看完錄影畫面後對我說。

「一點也不糟，」我安慰他。

§

雷十七歲時開始癲癇發作，三十歲時才來找我看診。他告訴我一開始的發病經過。

「我在準備大學入學考的時候開始有那種奇怪的感覺，那只有在我用功過頭的時後才會出現。我沒辦法明確描述那是什麼感覺。」

「你當時有去看醫生嗎？」

「沒有。我告訴我媽，她說她覺得那是癲癇。我媽老覺得自己很懂醫學！」雷大笑。

就這件事而言，他的母親確實判斷正確，但雷並不相信她說的話。

「我知道她有可能是對的——但我不想被貼上標籤。我沒事，情況還在我的掌控之中。」

雷初期的癲癇發作並未導致他失去意識，只是一種感覺，旁人根本看不出來。這種情況並不會讓他覺得難堪，或妨礙他做事，但後來他的病情出現變化。有一天，那個奇異的感覺還伴隨著吐口水、吼叫和混亂等其他症狀。起初，他無視這種情況。

「我不願意接受，」他對我說。「但癲癇持續發作，我告訴我母親，她帶我去看醫生。」醫生將他轉診給神經科醫師，最後確定他罹患癲癇。他開始接受治療，但病情並未好轉。診斷結果已經無庸置疑。雷被轉來我的醫院看看是否有其他療法，尤其是外科手術方面的治療。

「你轉診來我這裡，是想知道手術的可能性。這是你想做的嗎？」我在初診的時候問雷。

「其實不是！」他笑了起來。

「好吧……但你希望我至少研究一下這方面的可能性？」

「我想研究一下應該無妨……但我並不相信會有幫助。雖然我其實並不想動手術，不過還是希望妳研究一下。這樣可以嗎？」

「當然可以。我們可以做一些檢查，看看手術成功的機率有多大。之後就隨你決定想怎麼做。」

「我姊是精神科醫師，她認為我應該動手術。我女朋友也這麼認為。」

「最後的決定權還是在你。我當然同意你應該接受檢查。也許等檢查結果出來，我們會比較容易做決定。」

我們剛認識的時候，雷大多每星期發作一次，有時則是兩、三次。很少有整個禮拜都沒發作的情況。雷的個性很樂觀。雖然癲癇規律發作，他依舊很能夠容忍它的存在。有一次他對我說他覺得自己是個非常快樂的人，我也是這麼看他的。很少人能如此誠實地說出對自己的感覺。雷也說癲癇讓他付出了很大的代價，我也同意這點。

雷沒有上大學。如果癲癇沒有在他人生這麼關鍵的時間點發作，他想必一定會念大學。一旦罹患腦部疾病，我們的個性、智商、性情、自信全都岌岌可危。癲癇造成的失能不僅在於癲癇發作，雷的智商和個性雖然不受影響，但他的記憶力卻非常差。

記憶很容易遭到癲癇發作破壞。癲癇發作對腦部造成的破壞，在於妨礙記憶形成或讀取。此外，造成癲癇發作的潛在病因也可能影響記憶。癲癇發作通常發生於顳葉。不論顳葉發生何種問題，都可能同時導致癲癇與記憶缺損。最後，某些抗癲癇藥物也會影響記憶力。幾乎所有規律發作的癲癇患者都會抱怨有記憶力問題。雷雖然外表沒有明顯的失能，但健忘和反覆無常的癲癇發作對他造成的挑戰，是平常與他往來的人意想不到的。

「我的信心真的受到打擊，」他對我說。「我在工作上不會爭取晉升的機會，因為我擔心自己會因為壓力太大開始頻繁發作，最後弄到自己無法控制的地步。」

雷有一次在面試的時候癲癇發作。他完全失去意識，等他清醒時發現面試官已經走光，面前的桌上放了一杯水和一盒面紙，他當然沒有獲得那個工作機會。

「在陌生人面前癲癇發作和清醒一定很可怕，」我說。

「老實說，我寧願癲癇發作的時候是獨自一人，或身邊是再也不會見面的人。我最討厭的就是被熟人看到我癲癇發作。我覺得自己住在倫敦很幸運，滿街都是行為詭異的怪咖！我跟同類在一起。」

雷時常在陌生人面前癲癇發作。永遠無法開車表示他常常在大眾運輸工具上發作。

「我坐在地鐵上，前面有一票人，然後突然前面完全換了一票人，」他說。

由於他是個體型健壯的年輕人，看起來身體很健康，我總是擔心雷開始吐口水和吼叫時，人們會以為他只是個憤怒又危險的人。我尤其擔心他在列車車廂等封閉空間裡癲癇發作。想像他可能找錯咒罵對象，清醒時發現自己和人打了一架，卻不知道一切都是自己挑起的。

「我姊也這麼說，但其實沒有發生過這種情況。」

「清醒後發現有人目睹了你發作的過程是什麼感覺？」

「我要過一會兒才會明白剛才發生了什麼事。等我明白情況之後，我會盡量避免和其他人有眼神接觸。我選擇不與人互動。除非我覺得有必要，否則我不會解釋。」

「你為什麼必須解釋？」

「如果有人因此覺得不安的話。」

「這種情況常發生嗎？」我問他。

「沒有。有一次我清醒過來，發現有個男的一直問我『你到底想幹嗎？』，感覺他好像快要跟我吵起來。我猜可能是因為我一直追問他還好嗎，讓他覺得自己必須回應。我直接走掉，就這樣。我知道凡是看到我癲癇發作的人，五分鐘之內就會走開，而且我永遠不會再和他們見面，所以何必在意？有一次有個女人一直跟在我後頭。她說她知道我是癲癇發作，她想確認我沒事。」

我常試著想像在大庭廣眾下癲癇發作然後清醒是什麼感覺，但都無法體會。在公車上睡著已經是我最接近上述情況的體驗。醒來不知道自己睡著時是什麼樣子，感覺就已經夠糟了。但睡著是靜態的，癲癇發作則是動態。我從患者的敘述中聽到了可能發生的最壞情況，有的可怕，有的悲傷，還有的差點就釀成大禍。這就是我的職責所在，傾聽患者的故事，並在情況惡化時提供協助。

「常常有人對你發脾氣嗎？」有一次我問。我以為會這樣。

「沒有，大家都很好，」雷說。「他們知道我有問題，都會試著幫忙。」

我的病患曾經被帶進陌生人家的廚房和客廳。也有人替他們保管物品，開車送他們回家，或是送他們上計程車。有人在大街上跟著這些患者，確保他們平安。還有更多人想表示善意與提供幫助，而非懷有惡意。然而只要有一個人缺乏同理心，還是會讓患者的生活不好過。我所認識時常癲癇發作的患者，都遇過至少一個這種人。

有一次雷在書店裡癲癇發作。當時他站在某個書架前突然感覺到前兆，沒有時間先去安全的地方。等他恢復意識、清醒過來時，發現自己已站在外頭的人行道上，一名書店員工抓著他的手臂。雷手裡拿著一本書直接走出店外，店員於是報警。

「喔不，真是太糟糕了，」我說，真的替雷感到難過。

「其實還好，警察人真的很好！」

「他們有逮捕你嗎？」

「他們帶我坐上警車後座。我告訴他們我患有癲癇。他們問我有沒有戴醫療警示手環。但我從來沒戴過那種東西。」

「是嗎？為什麼不戴？」

「拜託！」雷笑了起來。

我知道為什麼。許多年輕人都無法接受佩戴醫療警示配件的建議。我告訴癲癇患者他們與一般人沒兩樣（事實的確如此），但接著又要求他們配戴某樣東西，讓大家知道他們不同。

「那警方相信你嗎？」

「他們問我現在吃什麼藥，我都能毫不遲疑地回答問題，所以他們就不再追究了，直接放我走。」

「我想你沒再回去那家書店了吧？」

「對。不過我隔天有打電話給他們。我覺得我應該道歉。我打電話過去的時候，書店老闆非常生氣，他不相信我說的話。我覺得他是在氣警方就這樣放了我。」

我真的很想請雷不要再道歉了。他覺得自己應該道歉的想法讓我覺得難過，但我沒有說出口。也許這有助於他在癲癇發作後與人互動。聽到對方說不介意想必讓他覺得放心。如果真是如此，書店老闆和預期相反的反應一定讓他心裡很不好受。

雖然雷可能會矢口否認，但我認為他很在乎陌生人的反應。但更大的地雷區是如何將自己的診斷結果告訴剛認識的人。如果他選擇不說，可能會冒著在某種誇張情況下被對方發現的風險。但如果他告訴對方，可能會發現對方從此對他另眼相看。不論是職場等正式場合，或是朋友、感情關係等較非正式的場合，情況都相同。就某方面而言，職場等正式場合可能還比較容易，因為有一定的規範。

「不要在面試的時候告訴對方你的病史，」我叮囑我的病患。「等到應徵上了，做勞工健檢的時候再說。」

雷二十出頭時進入出版業。這個工作他已經做了好幾年，也很喜歡，因為工作有創意，人也很有趣。他的同事都很親切，也很支持他。這份工作對他來說一點也不吃力——這點有好也有壞。雷常跟我說他想換工作。同事來來去去，在職涯階梯上逐步往上爬。雷認定自己一定處在職涯階梯的底層。

「我一應徵上這個工作，就告訴老闆我有癲癇了。他原本覺得無所謂，但後來他第一次親眼看到我發作時真的臉色發白。幾個月後等我們更熟了一點，他向我道歉說自己不該表現得這麼驚訝。他說我讓他對癲癇有了更深的了解，他很感激。」雷對我說這件事時看起來真的很高興，我也很高興。

雷面對感情問題的態度，也像面對職場問題一樣輕鬆——不過還是有一段學習的過程。他先前有個女朋友邀他和她的父母週日一起吃午餐，偏偏他就在主菜吃到一半時癲癇發作了。在發作期間，他朝著自己的食物吐口水，還叫女方的家長滾開。等他在餐桌前清醒過來，四周都是驚訝的旁觀者，他因此無法接受事發後的情況。

「抱歉我用詞不當，但我們快點滾出這裡吧，」他對當時的女友說。

他抓了外套就走，女友急忙追上去。

如今雷已經三十多歲，也有穩定交往的女友，雷在酒吧、餐廳或演唱會中癲癇發作時，她都能適當地替他出面處理。癲癇患者往往十分仰賴身邊的人。家人可以確保他的安全，降低這個疾病對患者生活的限制。雷的女友鼓勵他不要只做平時願意做的事。有一次他女友有個朋友要結婚，雖然她很希望雷可以參加婚禮，但雷還是拒絕了。

「妳能想像我在新人誓詞說到一半的時候大叫嗎？這種畫面在婚禮影片中一定很精采。妳願意接受這名男子……**滾開**！接著看到有人朝男方父親的後腦勺吐一大坨口水！別誤會，我們的朋友絕對會笑死，」雷解釋，「但這才是重點不是嗎？我只是不希望整場婚禮最後的焦點變成我。如果我癲癇發作，所有人都會討論我、看著我。」

我想就是因為雷生命中的每一個重要場合都遭到癲癇發作支配，所以他才來找我談手術

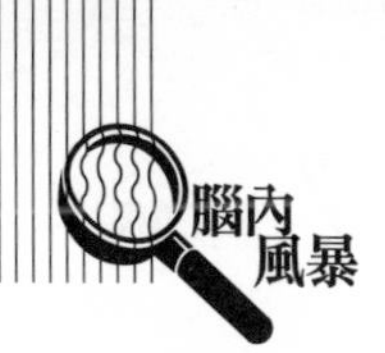

治療的事。

我檢視了雷的檢查結果。他的腦部磁振造影掃描結果依舊正常，完全反映不出他的癲癇、記憶力差，或喪失自信的問題。我讓他住院做進一步的檢查。或許他的腦電圖或認知功能的心理測量評估，能讓我們更深入了解他的大腦。不久後，雷和我並肩看著他癲癇發作的情況。我們依序看了兩次癲癇發作，兩次的情況都一模一樣。

「這有幫助嗎？」我們看完影片後，雷問道。

「有，有幫助，」我對他說。

§

從科學研究的角度來看，罵髒話的原因差異性很大，可能是主動且帶有情緒，也可能是隨口說出，當成標點符號來用。應我的要求在做掃描時罵髒話，和車子突然衝到自己面前，而向對方大罵髒話時所牽涉到的腦部區域，幾乎完全不同。

量測大腦聽到咒罵時的反應比較容易。額葉的布洛卡語言區和語言表達有關，包括讓我們搜尋想說出口的詞彙，並保持言語流暢。語言理解則是由另一個區域負責，也就是位於優勢顳葉（通常是左顳葉）的韋尼克區。但聽到他人罵髒話，不只韋尼克區會活躍，也會使大腦的邊緣系統及一個名為島葉（insula）的部位活躍起來。島葉隱藏在大腦深處，與額葉及顳葉有許多連結。島葉會留意厭惡感，並對已知不符合正常社會規範的行為做出反應。而這個行為可能是罵髒話，但也可能是用錯文法。韋尼克區會解讀髒話中的字詞，而邊緣系統和島葉似乎會決定對上述行為的義憤與情緒反應。大腦處理髒話的過程，與處理其他言詞的過程不同。

與不由自主地罵髒話相關的其他病症（如妥瑞氏症），也可能與杏仁核及組織髒話的基底核有關——因為杏仁核負責情緒控制及侵犯行為，而基底核（在大腦深處的一群神經元）則是負責控制衝動。某些疾病會造成基底核異常，其中包括帕金森氏症。帕金森氏症不僅造成行動遲緩、顫抖等生理失能症狀，也會出現神經精神方面的病徵，包括過度衝動與罵髒話的傾向。

癲癇徵候研究對罵髒話與吐口水都有詳盡的解釋。這兩者都是十分常見的癲癇發作特徵，據了解同屬於不自覺動作，也就是大腦喪失抑制功能而不自覺產生的現象。如果罵髒話是喪失抑制功能所產生的不自覺言語，這表示支配語言的半腦在癲癇發作時受影響的程度相對較低，也表示癲癇發生在非優勢半腦，以多數人而言就是右半腦。吐口水比較難理解，但仍是已知的癲癇發作症狀。徵候學研究發現，吐口水與右顳葉癲癇發作有關。為什麼右顳葉癲癇發作會比左顳葉癲癇發作，更容易引發吐口水的症狀？我不知道。大腦有它自己的想法。

雷癲癇發作時還會做出另一個動作，看在不了解癲癇的人眼中會覺得是不經意的舉動，但其實這個動作出現並非巧合，因為那也是另一個癲癇發作的明確特徵：他喝了一小口水。

許多這類隨意的舉動，都是有用的癲癇發作側化與局部化的特徵。擤鼻涕、咳嗽、坐立不安、咀嚼、眨眼。這些動作都像喝水一樣，是腦部癲癇徵候地圖上的路標。以喝水為例，這個舉動再度表示右顳葉受到影響。

這些跡象全都強烈指向右顳葉，但由於雷的磁振掃描結果正常，因此我們需要更多跡象才能確定。然而雷在講述自己的病情時，其實就已經給了另一個線索：一開始很「美好」。有一次雷將這種感覺形容為狂喜。

杜斯妥也夫斯基患有癲癇症，據說他也有狂喜的前兆，而據傳這些前兆就是他的小說《白痴》（*The Idiot*）中，米施金王子（Prince Myshkin）這個角色的靈感來源。狂喜的癲癇前兆常被視為宗教與神祕經驗。

神經科學家一直都喜歡為歷史人物的神經症狀做事後診斷。聖女貞德十三歲時開始每天出現數次幻覺。有一種名為「葛斯文症候群」（Geschwind syndrom）的病症會因顳葉癲癇發作而使患者變得極為虔誠。由於篤信宗教與幻覺都可能是癲癇發作的症狀，近期文獻推測聖女貞德的經歷可能全都是癲癇造成。聖方濟各亞西西（St Francis of Assisi）看到有翅膀的男子的狂喜景象，也可以用相同邏輯來解釋。

但雷的美妙奇特前兆對我而言，並不具有靈性或哲學上的意義，而只有單純的解剖構造意涵。究竟大腦皮質的哪一個部位受到放電刺激時會產生愉悅感，目前仍無定論。然而，腦部某些區域會比其他區域更常受到放電影響，尤其是顳葉內側與島腦。

「右顳葉，」我看著雷的影片心想。

我沒有磁振造影檢查結果可以證實我的推測，但臨床徵兆全都符合這項推論。我希望腦電圖檢查結果能進一步支持我的看法。

我將影片的視窗縮小看著腦波圖。第一次癲癇發作時A2、T4與F8都出現完美的明顯鋸齒狀波形，而這三個電極形成的三角地帶就位於右顳葉上方，是最符合邊緣系統的位置。

還有第二次癲癇發作可以探討。喔不。還有第三次……我看到的畫面讓我在心裡咒罵了一聲。後兩次癲癇發作的放電部位，就在我不希望它們發生的地方：A1、T3、F7。吐口水和罵髒話雖然每次看來都相同，但從腦波異常的部位來看，第一次癲癇發作發生在右顳葉區域，後兩次則在左顳葉。

在我剛取得醫師執照的時候，對於像雷這種癲癇病因不明且電腦斷層掃描結果正常的患者，絕對不可能探討手術治療的可能性。我透露出自己的年紀了，因為當時的腦電圖還是記錄在一長串的紙捲上，無法在事後處理資訊。數位紀錄可以不斷重新配置，讓人以新的排列與新的設定檢視資訊。磁振造影掃描也比電腦斷層掃描具有更多優點，由於磁振造影並未運用危險的輻射線，因此必要時可以安全地重複做檢查，藉此在數種情況下以不同方式檢視大腦。然而，即使有這些新的技術，仍然無法讓每個人都找到答案，也無法確保所有答案都正確。掃描與腦電圖都只是引導，就像皮影戲一般。

追蹤癲癇發作的過程，還有其他我一直不想面對的不確定性。臨床指標與腦電圖結果都

完全不可靠。有幾個腦部區域在臨床上完全沉默。如果癲癇發生在這些區域，在發作範圍擴大至臨床上較明顯的腦部區域前，可能都不會產生任何明顯的臨床徵兆。因此實際觀察到的癲癇發作情況，其實是表示放電擴散至何處，而非放電真正開始的地方。同樣地，腦電圖中的放電可能始於腦中隱藏部位，我在紀錄中看到的只不過是放電首次浮上表面。沒有任何一項檢查是可靠的，必須所有檢查結果都得出相同結論才能相信。即便如此——也就是所有病徵都相符——出錯的機率仍高達三分之一。像瑪雅這種掃描檢查可以找到明顯病灶，且所有檢查結果都顯示該病灶就是肇因的患者，也只有七成的機率能成功透過手術治療，永遠擺脫癲癇發作。這表示我們被檢查結果誤導的機率至少有三成。

等我們看完雷的影片後，我向他說明檢查結果的矛盾之處。雖然他癲癇發作的症狀看似完全相同，但他的腦電圖顯示一次癲癇源自右顳葉，其他兩次則源自左顳葉。癲癇發作時的症狀顯示問題出在右顳葉，但磁振造影掃描仍一無所獲。

「所以我不能動手術？」雷說。

我並不確定雷是否真的感到失望。我想也許讓檢查結果來做決定而不必自己做決定，反而讓他鬆了一口氣。

「也不是不行，」我對他說。

因為大腦的運作不會顯示在表面，醫生大多也只能探討少數能測得的參數。許多檢查都無法像磁振造影一般將大腦視為一個實體，而是從間接的角度看大腦。

心臟輸出的血流約有百分之十五流入大腦。結構複雜的動脈將葡萄糖、氧氣和養分輸送至大腦。每一百公克腦組織，每分鐘需要三毫升氧氣。大腦可說是貪婪的葡萄糖利用者。透過研究大腦的供血量與葡萄糖消耗量，我們可以進一步獲得大腦健康程度的相關資訊。腦部未活動區域的氧氣與葡萄糖用量較低。透過掃描想找出缺少了什麼，就像是在負空間*檢視大腦。

「如果你還是想繼續，我必須安排更多檢查，」我告訴雷。「我大概知道問題出在你腦部的哪個區域，但我還需要更多證據。」

聽完如此含糊的說明後，你還願意切除大腦的一部分嗎？雷同意繼續做檢查，不過我們已經說好，這些檢查只是為了提供我們更多資訊，並不是為了手術做準備。

我安排他做正子斷層掃描（PET）。雷在接受掃描前，必須在血管內注入一種放射性標記葡萄糖化合物。這種化合物會在全身循環，傳送至體內使用葡萄糖的區域。掃描器會偵測化合物散發的輻射，產生一種彩色圖像，區分葡萄糖用量高與用量低的區域。腦部如果有任何區域顏色相對較暗，便可能是不健康的組織。而雷的暗區域位於右顳葉。

接下來我讓雷接受單光子電腦斷層掃描（SPECT），利用放射性標記追蹤藥劑顯示血流量。這項掃描檢查會在雷正常時做一次，然後在他癲癇發作時再做一次，但執行起來就跟聽起來一樣困難。檢查時必須有一名護理師待在離患者床邊不超過三十公分的地方，還需要很多的好運。她在場的目的，是要在前兆出現時立刻注入追蹤劑。在癲癇發作時，血流會集中到腦部放電活躍的區域。這項掃描因此能追蹤雷癲癇一開始發作時血流集中的位置。雷的單光子電腦斷層掃描顯示，血流集中在右顳葉的某個區域。

除了沒有實際打開頭骨，我們已經以所知的任何方式探測過雷的大腦，包括結構、電流、葡萄糖利用、血流等方面。我在院內的跨科別會議中討論雷的檢查結果細節，了解整個團隊的看法。接著我與雷會面，向他轉達這些看法。雷與他的女友羅娜一起來。

「嗯……從你癲癇發作的影片來看，我認為問題很有可能出在右顳葉。其他醫生也同意這個看法，」我說。

「正子掃描和單光子電腦斷層掃描也支持這項假設，都顯示右顳葉有異常。」

「很好。」

「你的記憶力檢查顯示你的視覺記憶力很弱，所以你右顳葉的那個部分已經沒什麼功用。這點你當然很清楚。」

「沒錯，我的記憶力一直很差。」

「你的語文記憶力很強。這點也很好，讓我更傾向認為問題出在右顳葉。」

---

* negative space，在建築領域是指既定範圍中主體及其他元素以外的空間，在藝術領域中則可以簡單理解為畫面主體以外的留白區域。

「好吧……」雷說，「我在等妳說『但是』！」

「然而，腦電圖顯示在不同次癲癇發作中，右顳葉和左顳葉都有異常。而磁振造影掃描結果則是完全正常。」

「這表示不行，還是或許可以？」雷問。

「這表示我們強烈懷疑癲癇發作源自於右顳葉，但無法百分之百肯定。此外，顳葉是一個很大的區域。外科醫師無法切除整個顳葉，只能切除一部分。在掃描結果正常的情況下，很難判斷應該切除哪個部位。」

「所以沒戲唱了？」雷問。

我猶豫了。

「也不算是……沒戲唱……只不過還需要做更多檢查來進一步確認。要切除掃描上看起來正常的一部分大腦，是很重大的決定。你不會想這麼做，外科醫師也不想。我們需要更多證據顯示這是個正確的決定。為了得到這項證據，我們需要你做顱內腦電圖檢查。目前我們已經縮小手術的目標區域，但我們需要確認這些假設正確，同時也必須將目標範圍縮小至顳葉中更小的區域。因此我們必須打開一部分顱骨，將少數消毒過的電極直接放置在右顳葉表面。接著我們等待另一次癲癇發作。這就像再做一次遠端監控，只不過這一次我們直接從腦部記錄，沒有肌肉和頭骨干擾。外科醫師可以將電極放在頭皮電極偵測不到的腦部區域。」

「所以這是手術前的手術？」

「沒錯，正是。」

「把電極放在我的大腦上有什麼風險？」

「我們把異物放在腦部表面，所以會有感染的風險。也有中風的風險。不論哪一種情況發生，顯然都會很嚴重。當然，做這項手術的外科醫師很常做這種手術。他們的經驗非常豐富，所以發生嚴重併發症的機率不高。不過還是無法保證。」

「但如果這項手術成功，就表示可以接受手術治療？」羅娜問。

「只有在我們獲得必需的資訊才行。如果這項檢查顯示放電的範圍很有限，且位於右顳葉，那麼假設你想動手術，你就可以接受手術治療。但如果在右顳葉沒有明確的放電點，那麼就表示目前手術治療並不可行。」

我之前認為雷的表情看起來半信半疑，現在這個表情變得更明顯了。

「我要為了一個可能永遠不能做的手術而動手術？」

「對。跨科別團隊認為如果你接受顱內腦電圖檢查，可能有七成的機率可以動手術。如果他們做這個手術，你大約有四成的機率可以從此擺脫癲癇。所以我們現在探討的是，外科醫師可以治好你的癲癇的機率大約有三成。當然，這些都是預估值。」

「所以即便我接受了顱內檢查，卻仍有三成的機率不能動手術治療？」

「恐怕是這樣。」

「然後我最後被治好的機率只有三分之一？」

「對……」

「我有一邊的頭髮要被剃光……一部分的腦子被切掉……要住院一星期，然後請假好幾個月……我的病情卻有三分之二的機率根本不會好轉？」

「差不多是這樣。不過可以免費理髮……」

「哈哈。嗯。我也有可能變得更糟……可能會中風變成植物人。」

「重大風險雖然有，但不太可能發生。最可能發生的負面結果，就是這項檢查根本沒用。不過要記住我們為何一開始要建議你做這項檢查。你的癲癇每個星期都發作。雖然這些發作並未對你造成傷害，但如果這種情況持續下去，將來可能就會了。此外，每一次癲癇發作都會損害記憶力，也可能在大腦的不同部位發生新的癲癇。如果這種情況發生，你就再也無接受手術治療。所以我們才會趁你現在還好好的時候做這個手術。我不想等到你的病情惡化，或來不及的時候才做。」

雷看著羅娜。「我不知道該怎麼做決定，」他說。「我覺得我現在情況很好，不應該做這些事。」

「羅娜，妳覺得呢？」我問。

「我覺得他應該接受顱內檢查。」

「我知道我姊認為我應該動手術，」雷說。「但我媽認為我不應該做。我覺得自己很好，不應該做。我一直都跟癲癇相安無事，不知道我的癲癇已經嚴重到要動手術治療。」

「我覺得一週發作三次已經滿嚴重了……」

雷對情況的認知一直比我樂觀得多。他是個樂天派。也許不去破壞這點是比較明智的決定。

「妳覺得我該怎麼做？」

我不知道。我搖擺不定。

「我想妳應該不能告訴我該怎麼做……」雷看到我猶豫之後補了這一句。

這問題雖然得由雷來做決定，但只要我願意，我也能影響他的決定。

「我覺得你至少應該接受顱內檢查。之後你就知道哪些方法可行，」最後我說。

「你能介紹我認識已經做過這種手術的人嗎？這有助於我做決定。」

我當然可以，但要介紹誰呢？我可以挑成功案例或失敗案例。每個人的經驗都不同。

§

加伯列在二十多歲時癲癇發作。到他四十多歲之前，他經歷的過程都與雷相似。加伯列在某家大企業擔任業務經理，所以我總認為他的工作能力一定很強。由於他患有癲癇不能開車，因此都被派往倫敦市中心的銷售點，以便他搭乘大眾交通工具去見客戶。這讓我覺得他的公司很看重他。加伯列已婚，有三個孩子。基本上，他的生活就和一般人一樣，只不過必須與癲癇共存。這正是他決定接受顱內腦電圖檢查的原因。他擔心自己的癲癇病情會惡化，導致自己失去一切。他認為手術也許能防止這種情況發生。

加伯列患有額葉癲癇。他第一次癲癇發作時正在開車。癲癇發作導致他四肢亂揮，彷彿每隻手臂、每條腿都有其意志，爭相要脫離自己所連接的身體。加伯列的手腳亂扭，胡亂抓東西，完全不受控制。第一次發作導致加伯列出車禍，他從此再也沒開車。這是額葉癲癇典型的過動型癲癇發作，加伯列每週都會發作。這種情況很容易導致患者生活極度受限，但加伯列就是不願意因此屈服。

他的磁振造影掃描結果正常，透過其他檢查也只能確認癲癇發作的位置位於右額葉的大片區域。這項腦電圖檢查有助於找出癲癇發作最可能發生的有限區域。這個區域的腦組織以肉眼來看正常，在掃描結果中也顯示正常，只有放電模式顯示有異常。因此醫生將這部分的腦組織切除。加伯列的癲癇病情因而改善，至今都沒再發作過。

但術後三個月，加伯列開始有憂鬱傾向。他出現一些精神方面的症狀，也容易有妄想，思想開始變得不理性。他試著回去工作，設法重新掌控自己的生活，讓一切恢復正常。但他的行為變得愈來愈古怪，客戶向他的主管表示他的行為很怪異。他的妻子開始抱怨他很難相處。他的情緒變幻莫測，連他的親生子女也不想和他獨處。加伯列的生活開始一點一滴崩解。他被迫休更長的假，而封閉在家中又讓他變得更憂鬱。他的反覆無常導致家人與他疏離。加百列接受手術一年後，他的妻子要求他搬出去，理由是為了孩子好。不久後，他就被解雇了。

在這個案例中，外科醫師的手術其實做得非常成功。加百列的癲癇的確再也沒有發作。但這場手術在某些方面顯然對加百列的大腦造成太大負擔。憂鬱症是腦部手術的明顯風險，在術前諮詢精神科醫師雖然有助於預做準備，卻無法避免其發生。加百列因為術後精神併發症而入院治療，在精神科病房住了三個月。後來他雖然康復了，卻不足以讓他的生活恢復原狀。加伯列離了婚獨居，偶爾才與孩子見面。他也失業了。手術的目的並不只是讓病患在手術中存活。擺脫癲癇對加伯列並無益處。我只希望他還有時間能享受相關效益。如果加伯列沒有動手術，他的生活就不會一夕驟變，很可能仍過著原本幸福的日子，但也可能不會。也許他的病情會惡化，最後在某次癲癇發作時出現致命的傷害。也許他的記憶力會惡化到最終導致他失業。我們永遠不會知道這些困難的決定究竟是對是錯。

蘇珊同樣患有額葉癲癇，掃描結果也一樣正常。她做了各項檢查確認手術治療是否能治癒她，最後被告知手術治療大幅改善病情的機率是二至三成。而她居然還是同意動手術，可見她有多麼走投無路。

蘇珊癲癇發作時會在原地跳動，看起來像極了嗑藥後的亂舞，只是毫無韻律感的胡亂扭動。之後她會躺在地上不停向上抬起骨盆。每次發作都持續不到一分鐘。她不只一次差點被捕，通常她會被控嗑藥。我寫了一封信讓她隨身攜帶說明自己的病情。最後，她受夠了屢次在困惑的旁觀者包圍下清醒，決定只在有家人陪伴的時候才出門。

蘇珊在三十多歲時動手術。她把這場手術視為自己過正常生活的最後機會。這個勇敢的決定最後證實是正確的。術後六個月，她寄了一張自己在岩壁上垂降的照片。我氣壞了。如果她事先問我可不可在術後不久跑去攀岩垂降，我絕對會跟她說不行。

「有做足安全防護措施啦。他們知道我有癲癇，也跟我說沒關係，」她聽到我說她的大膽冒險新生活把我嚇壞了之後，大笑著對我說。她再也不回首過去。現在她擺脫了癲癇發作的困擾，對那位改變她一生的外科醫生無限感激，希望這個改變能持續一輩子。

§

我該讓雷跟以上哪一位談呢？

「我覺得術前諮商師才是跟你討論手術的最佳人選，」我對雷說。「我可以介紹你認識其他患者，但你的經驗可能和其他人大不相同。所以這麼做反而可能會誤導你。」

「好吧。」

「好吧的意思是，你願意先跟諮商師談談？」

「好，我願意跟諮商師談談，然後做那個顱內腦電圖檢查。」

羅娜點點頭，伸出手搭在雷的手臂上。

「我會寫信給外科醫師通知她。」

三個月後，雷寫了一封電子郵件給我。「**我不想動手術。我的生活過得很好，也能和癲癇和平共處。**」我發現自己意外地鬆了一口氣。我不確定他該怎麼做，但我發現自己和他一

樣比較贊成維持現狀。「**你隨時可以改變心意，**」我回信。「**每年都有新發展，所以也許五年後，我們可以用更精確而且更安全的方式來做這些事。**」

科技雖然一直有助於臨床神經醫學的實踐，但仍遠不足以實現其帶來的各種承諾。不過，在神經外科領域，科技的改變幅度始終較大，也持續帶來發展。雷的確有理由可以懷抱希望。很快我們就可以透過最低侵入性的手術切除大腦部分區域，並大幅降低風險。再過幾年，雷也許可以接受雷射手術，再也不需要做大規模開腦手術。或是可以將刺激電極放入他的顳葉，平息導致他癲癇發作的放電活動。

但目前我們還沒走到那一步。

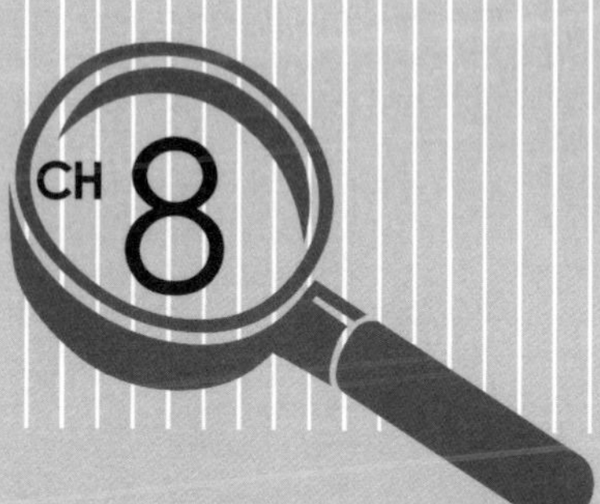

生死之間

大腦與天神等重。

——艾蜜莉・狄更生，〈大腦——比天空遼闊〉

藍尼的癲癇確診之路並沒有格外特別。他在十多歲時出現了類似恐慌症發作的情形，會時不時突然變得很焦慮，有時還會嚴重到覺得呼吸困難。那是一種末日感，但他並未失去意識或昏倒。

藍尼和他的醫生討論這個毛病，醫生診斷他得了焦慮症。每個青少年都有覺得焦慮的事，藍尼也不例外。學校有時讓他覺得吃力。他是個安靜又有想法的人，在喧鬧的環境中不一定能隨時感到自在。他的症狀被歸因於此。藍尼開始看學校的心理醫師，這對他幫助很大，雖然無法消除所有症狀，但讓他更能與這些症狀共處。

後來藍尼十六歲時，某天晚上他回到家後行為舉止非常奇怪，不但莫名其妙地大笑，還胡言亂語。他的褲子破了，但他不記得怎麼弄破的。他的母親認定他喝醉或嗑藥，藍尼當然矢口否認。他告訴母親自己在公園玩滑板，但他不記得自己跌倒，也許他真的有跌倒。

「那你的滑板呢？」他母親問。

藍尼沒有帶滑板回家，想必是忘在公園裡了。

「你跟誰一起玩？」她問。

藍尼說自己是一個人玩。她開車帶藍尼回公園找滑板，滑板的確在公園。藍尼的父親回到家後，他們討論是否該帶藍尼去看醫生。藍尼的母親懷疑他是不是跌倒撞到頭，但除了衣服破損外，並有沒受傷的跡象。最後他們決定什麼都不做。大約一小時後，藍尼似乎好多了。晚上他母親在他睡覺時去看他的情況，覺得他看起來還好，所以這個謎團就這樣懸而未決。

必須等到發生某件事讓人注意到真正的問題，才能確定藍尼罹患癲癇。只有在放電擴散到整個大腦，導致泛發性僵直震顫癲癇發作，才有人明白先前以為的恐慌症發作其實並非恐慌症。每一次的恐慌其實都是局限在大腦邊緣系統的小型癲癇發作所造成。邊緣系統主要負責控制和表達情緒，會造成心悸、冒汗及各種恐慌的生理特徵。

藍尼披著焦慮症外衣的局部性發作，隨著時間流逝而逐漸壯大。大約一年後，他發現在最初的焦慮感之後，還伴隨著其他感覺，而且持續數分鐘之久。

「我把它稱為『也許會，也許不會』的感覺，」藍尼說。「彷彿我知道所有的可能性，但就是無法做出抉擇。每個決定似乎都是對的，也都是錯的。那種感覺很糟，我很不喜歡。」

藍尼一開始出現這種無法抑制的猶豫感時，並未讓任何人知道。他只是單純以為自己是個焦慮的人。

第一次泛發性癲癇發作時，他人在學校。當時他同樣先出現猶豫與擔憂的感覺，但他並沒有讓任何人知道，因為他已經太習慣這種感覺了。然而，這一次癲癇發作並未就此打住，他開始出現嚴重的噁心感，覺得教室變得一片漆黑，然後就昏倒了。同學說他變得全身僵直，從椅子滑到課桌下。老師衝過來幫忙，發現他已經毫無反應。他全身僵直、大聲喘息，聽起來幾乎像打呼聲。他的雙唇發紫，老師以為他快死了，因此準備對他做口對口人工呼吸。但老師還沒正式開始，藍尼便大聲用鼻子吸了長長一口氣，慢慢甦醒過來。幾分鐘後，他坐起來問大家發生了什麼事。

藍尼去了急診室，不久後一名神經科醫生來看他。他告訴醫師自己在發作前出現的怪異警訊，這點就已經足夠。他的描述完全符合源自顳葉的癲癇發作前兆，因此他確診罹患癲癇。腦電圖顯示他的右顳葉出現棘徐波放電，證實了診斷結果。藍尼於是開始服用抗癲癇藥物。

「他們一開始建議我服藥的時候，我還不肯吃那些藥丸，」幾年後，藍尼告訴我。「我只昏倒過一次，而且我覺得自己沒事。我已經很習慣恐慌症發作了。我說我不需要吃藥。我想當時的我還不願意面對現實。吃藥就表示承認我有癲癇，但我不想承認。」

最後，癲癇發作讓藍尼別無選擇。在他又昏倒三次之後，他只好心不甘情不願地開始服藥。

「結果我很高興。恐慌症發作的情況改善很多。我還是會發作，但沒那麼嚴重了。」焦慮發作的頻率從一週一次，降為每兩個月一次。這些發作大約有一半的機率會演變為抽搐，三年來藍尼昏倒了八次。後來他嘗試增加兩種抗癲癇藥，但這些藥都不見效，因此他決定研究手術治療的可行性。由於顳葉型癲癇通常會導致焦慮感，因此根據他的症狀以及腦電圖異常情況，可以初步推斷他罹患的是右顳葉癲癇。他的腦部磁振造影掃描結果顯示正常，除此之外他也是個健康的年輕人，因此從各方面來看，他可能都是接受手術治療的理想人選。

我讓藍尼住院，以便錄影觀察他發作的情況。他一共住院三次，我們才觀察到他昏倒一次。在第一次住院期間，他曾經出現焦慮的前兆，但僅止於此。腦電圖並無變化。頭皮腦電圖並不一定能偵測到極微小的癲癇發作。我們需要更大規模的發作。癲癇發作通常會間隔數週，因此很難記錄到。藍尼第三次入院在醫院住了兩週，抗癲癇藥的劑量也調降。我們希望這有助於提高他發作的機率。

第五天，我們的調整奏效，藍尼終於昏倒了。這次他在晚上發作，因此護理師隔天才向我報告。我看了影像紀錄。

藍尼當時正輕鬆地坐在床上玩手機。他突然停下手邊的動作一手摀著肚子，看起來很不舒服。他點點頭然後開始四處張望。他舉起手對著鏡頭揮手，想讓正在監看的護理師知道他不舒服。過了一會兒，他才想起自己應該按警鈴，於是他這麼做了。他不停用右手搓揉自己的肚子和點頭。一名護理師走進病房。

「你發作了嗎？」她走進房門時問道。

「對，應該是小型發作。我只是有一點異樣感。小型發作都這樣。」

護理師開始請他辨認病房內的物品，並說出自己的姓名與住址。起初他還能輕鬆回答，但後來他地址說到一半就突然大叫「嗚……啊」，然後似乎吸了一大口氣。他的眼睛往上翻，雙眼微微眨個不停。他的嘴巴無力地張開，整個人失去意識向後倒在枕頭上，抽搐了

一、兩下。

「這不是泛發性癲癇發作，」我對著在我身後看錄影畫面的技術人員說。

「不是，很奇怪，」她說。

我們要看的是泛發性僵直震顫癲癇發作，也就是明顯的僵直與規律性抽搐。但這些徵兆在藍尼身上都不是很明顯。他並未全身僵直，而是癱軟，也只有抽搐一、兩下而已。他大多只是靜靜躺著，喘息中有幾次長時間停頓。

我縮小錄影畫面的視窗，以便觀看藏在這個視窗後的腦電圖追蹤紀錄。通常在癲癇發作時，我們會看到規律性放電，但藍尼的腦電圖並未顯示明顯的電流活動。他的腦波圖形幾近平坦，沒有明顯的電流活動，甚至可以說根本沒什麼電流活動。

「腦電圖好像沒記錄到？」我把心裡的懷疑說出口。「是發生技術性問題嗎？」我問技術人員。

或許電極盒的導線故障了或沒插好。

腦波紀錄旁同時也有持續的心電圖紀錄。藍尼的心電圖原本應該顯示他的心跳，但也是平坦一片。他的腦波也消失了。

我把紀錄倒回前幾頁藍尼一開始回報他不舒服的時候。當時的腦電圖和心電圖看起來都很正常。我按下播放鍵，讓腦電圖在螢幕上播放。在藍尼對著鏡頭揮手時，腦電圖和心電圖都還顯示正常。就在他失去意識前的幾秒鐘，也就是他搓揉肚子的時候，他的腦波出現變

化。右顳葉區出現明確的顳葉癲癇發作的規律波形。這下可以確定診斷結果了。幾秒鐘後又有了新的狀況。心電圖開始出現變化。首先是波形改變，接著逐漸趨緩。藍尼在癲癇發作前，心跳是每分鐘八十五下。但在癲癇放電出現不久後，他的心跳大幅減緩至每分鐘四十下。然後在他癱倒在枕頭上，護理師照顧他的時候，他的心跳停止了。完全停止，他進入死亡狀態了。

我一如往常在事發隔天才觀看錄影紀錄。在我身後的另一個螢幕上，藍尼的即時影像正透過電視頻道播放。我知道影片中的他會醒過來，但是在等待他心跳恢復的過程中，我還是可以感覺到自己因為恐懼而屏息。藍尼的心跳停止了二十五秒，與心搏停止無異。照顧他的護理師並不知道這點，她也沒理由知道。她的主要職責在於回應癲癇發作而非心臟問題。如果這裡是胸腔科病房，她現在已經在替藍尼做心臟按摩了。然而，她只是將藍尼翻成側躺以確保他的呼吸順暢，等著他自己甦醒。而他的確也自己醒了。

從藍尼一開始回報出現焦慮感到他失去意識，這整個過程都是腦部放電造成的結果。但隨著放電擴散到自律神經系統的控制中樞，情況就改變了。他的心跳開始減緩，最後停止。血壓下降造成腦部缺氧，因而導致藍尼的腦波趨緩，而且可能消失。他的癲癇發作之所以有這種奇異的變化，是因為他的大腦缺氧。我們的大腦只要缺氧三分鐘，就可能造成永久性腦損傷。幸好在令人心驚膽戰的三十秒後，藍尼的心跳就恢復，血液也恢復流動。這是心臟問題導致的昏倒。藍尼本身並沒有心臟問題。他罹患的是腦部疾病，但症狀卻出現在他的心臟。

自律神經系統是內臟、血管、皮膚、淚腺及瞳孔等處的周邊神經匯集之處。連結心臟、肺臟及血管的神經，能調節我們血流中氧氣與二氧化碳的濃度，也因此控制輸往腦部的氧氣量。自律神經會回應生理及情緒上的刺激，進而讓心跳加速或減速。自律神經系統也會讓眼睛流淚、讓汗腺分泌汗水，並控制腸道蠕動、膀胱排空、呼吸速率及性興奮。自律神經系統會影響心率、呼吸率及血壓。下視丘是大腦的自律神經系統控制中樞，與杏仁核、海馬回及嗅覺皮質關係密切。上述任何部位只要受到損傷，就是造成癲癇的常見原因。

影響自律神經控制的癲癇發作，可能會造成兩種危險的後果。第一種是導致心跳停止，第二種是呼吸控制嚴重受到影響。為了回應疼痛或缺氧，自律神經中樞會下令讓呼吸加速。它也會讓呼吸減速。你無需考慮呼吸的事，是因為你的自律神經系統替你思考了。如果你試著憋氣，憋到某種程度自律神經系統就會無視你有意識的決定而強迫你恢復呼吸。在癲癇發作時，自律神經系統可能會失靈，因而導致換氣過度（也就是呼吸過快），或換氣不足（也就是呼吸太慢）。換氣不足和窒息（也就是呼吸完全停止），可能導致血氧降低至危險的程度，因此是這類癲癇危及生命的地方。

任何類型的癲癇發作最終都可能影響到自律神經中樞，但這種情況特別常見於發生在邊緣系統及島葉（隱藏在腦部深處，透過許多神經與顳葉和額葉連結）的癲癇。經研究發現，對島葉進行神經刺激會改變心率。顳葉及額葉癲癇發作都可能影響島葉，進而擴大至邊緣系統、杏仁核及海馬回。邊緣系統會直接與海馬回溝通，而海馬回則負責協助後續的自律神經反應。

某種程度的心率改變（不論是加速或減緩）在癲癇發作都很常見。幸好這種改變鮮少造成致命性的影響。癲癇發作大多有一定限度且短暫，等到大腦恢復正常，心臟也會跟著恢復正常。

藍尼的癲癇發作主要影響的是顳葉。他會出現邊緣系統焦慮症發作，接著有末日感和猶豫感，最後出現心臟方面的症狀。問題在於，我無法得知藍尼是否每次癲癇發作都會心跳停止。或許這次的癲癇發作比平常嚴重，因為我們調降他的藥物強度，以提高在遠端錄影監測病房看到他癲癇發作的機率。畢竟藍尼已經罹患癲癇多年，這段期間他的癲癇並未造成任何傷害。他總是會甦醒過來。即使他以前也曾心跳停止，持續的時間也沒有久到足以對他造成傷害。無論如何，我還是將藍尼轉診給心臟專科醫師。他們替他裝了一個心律調節器。這雖然無法阻止藍尼癲癇發作，或改善他的焦慮前兆，但可以讓他在下一次癲癇發作時不會發生心搏停止。

藍尼最終還是沒有動手術。他在裝了心律調節器後，昏倒的次數減少了。我很想說他先前每次昏厥都是因為腦部疾病導致的心律不整所造成，但我無法確定。焦慮症發作的情況依舊持續，但藍尼決定與其和平共處而不願意動手術。至少目前先這樣。

不論是清醒或睡著，我們的大腦從未真的休息。大腦總是忙著維持正常的生活節奏。我們很容易就忘記大腦對所有內臟無意識工作的重要性。腸道與膀胱、心臟與肺臟、內分泌腺、性器官、汗腺、皮膚和瞳孔，全都在自律神經系統的管轄範圍內。因此，上述任何部位都可能受到癲癇影響。臉部潮紅、起雞皮疙瘩、嘔吐、胃部發出咕嚕聲、大聲打嗝、冒汗、瞳孔擴張、心悸、大小便失禁及性興奮，全都是腦部疾病的症狀。

§

門鈴響起時，提姆的母親莫琳正坐在廚房餐桌旁。她並沒有訪客，因此以為是慈善機構的工作人員來收二手衣，或是有人要找隔壁鄰居。他們兩家人的地址老是被搞錯，一家是39號，另一家是39A。

莫琳當時正在打掃。她當天早上連頭髮都沒梳，所以不想應門。她只是走進客廳，躲在窗簾後向外偷看。她看到兩名警察站在門口時嚇了一跳。接著她看到一名留著一頭凌亂長髮的年輕人站在這兩名警中間，覺得稍微鬆了一口氣。她猜想那名年輕人大概是鄰居的朋友吧。隔壁有兩個差不多這個年紀的兒子目前還住在家裡。他們走起路來總是磕磕絆絆，不過就她所知，他們倒不是常常闖大禍的人。站在兩名警察中間的那個男孩頭垂得低低的，似乎為了某種原因羞愧不已。莫琳心裡這麼想。

莫琳放下窗簾，但沒有直接走回廚房，而是等著看那些訪客會不會發現自己搞錯地址。門鈴再度響起，這次還伴隨著一陣短促的敲門聲，她的先生上班去了，兩個孩子都去念大

學，因此她獨自一人在家。她討厭在自己模樣不得體的時候應門，但他們再度敲門，她別無選擇。莫琳將門半開，站在門後向外看。那名年輕人抬起頭。看到他的臉，莫琳覺得自己似乎認識他，卻想不起來他是誰。她沒有馬上打招呼。

「多倫太太？」一名警察說。

莫琳看向那個男孩。她看得出來他正為了某件事不開心。突然間，莫琳腦中靈光一閃，她想起這個男孩是誰了。此時此刻，她只想不惜一切代價關上門。

莫琳和傑克來自愛爾蘭。他們因為工作的緣故搬到英格蘭定居。這對夫妻在年近三十歲時生下長子尚恩。三年後，提姆出生。兩個男孩小時候感情很好，但愈大卻愈疏遠。尚恩是個用功的乖學生，提姆則對運動和社交比較感興趣。兩個男孩都很聰明，但尚恩肯努力用功，提姆則做不到。莫琳一直認為提姆比較聰明，只是不願意像她的大兒子一樣用功考高分。

莫琳和尚恩的感情特別好，提姆則和他父親比較親。提姆善於交際的個性和對英式橄欖球的熱愛，都深得傑克的歡心。他喜歡去看兒子的橄欖球比賽。提姆雖然表現並未格外突出，但已足以在當地社團最頂尖的球隊打球。莫琳對我說那支球隊其實並不特別厲害，不過他還是以身為球隊一員為榮。他父親終於接受提姆永遠不可能成為職業選手的事實後，稱提姆是「熱情的業餘球員」。

莫琳懷疑提姆對英式橄欖球社團的熱愛，並不只在於比賽而已。他談到賽後派對的頻率，幾乎和談比賽的次數一樣高。她知道自己必須花更多心思留意小兒子。

提姆第一次癲癇發作，發生在他參加當年其中一場重要比賽後的隔天早晨。當時提姆已經滿十六歲，尚恩則是離家去念大學。那是提姆球隊的主場比賽，在離他們家幾英里遠的球場舉行。賽後整支球隊都到其中一名球員家裡。球員們平常大多待在橄欖球社團，這表示莫琳和傑克會在大約半夜接提姆回家。但由於他這次參加的家庭派對離他們家只有十五分鐘的步行距離，因此這次他爸媽讓他自行返家。結果，提姆直到凌晨五點才腳步踉蹌地走進家門，害莫琳整晚躺在床上擔心不已，傑克阻止莫琳直接下床去責罵提姆，並提醒她以前在他們長大的愛爾蘭小鎮，他們兩人都早在未滿十六歲時就開始飲酒和夜歸了。傑克說，真要說的話，他們的兒子在都市長大反而延遲了這個過程。提姆幾乎每次都被規定要搭大眾運輸工具提早回家，或由爸媽接送。莫琳很不情願地同意這次放提姆一馬。

「他再過兩年就要離家了，到時候就只剩下我陪妳，」她丈夫提醒她。「妳不會想逼他太早離家的。」

隔天到了中午，提姆依舊沒出房門。莫琳一度偷看他房內的動靜，聽到他的兒子在睡夢中咕噥。

「整個房間都是酒味。我敢說他昨晚一定喝很多，」她對丈夫說。

到了下午一點，週日午餐已經準備好，莫琳決定去叫提姆起床。她打開房門叫他的名字，但他沒回應。她走進房裡拉開窗簾打開窗戶，讓新鮮空氣進來。等她轉身看提姆的時候，發現他正側躺著打呼。她直到走近才看到他枕頭上的血痕，以及他嘴邊更多乾掉的血跡。她搖著提姆，但他沒反應。他的兩眼半睜，但仍持續打呼。莫琳更用力搖他的兒子，開始驚慌起來。她大聲叫喚傑克，由於他們倆都叫不醒提姆，最後他們打電話叫救護車。

提姆被送到最近的醫院。他的爸媽則開著自家車子跟在後頭。在他們的兒子被送進急診室大約十分鐘後，他們也衝進急診室的大門。一名護理師告訴他們提姆正在恢復室裡。他們在家屬等候區緊張地等消息，過了五分鐘後，一名護理師走來告訴他們提姆清醒了。他在救護車上就已經慢慢清醒，雖然他們還不清楚他有什麼問題，但已經沒有立即的危險。莫琳和傑克可以進去看他了。提姆依舊昏昏沉沉、迷迷糊糊，但已經比他們剛才看到他的樣子好多了。

「雖然他已經長得那麼大了，看起來還是像個小男孩，」莫琳後來描述她看到自己的兒子虛弱地躺在醫院推床上的感覺。

提姆第一次被送到急診室時，並沒有明確的診斷結果。醫生堅持做詳細的毒品與酒精篩檢。雖然提姆承認自己前一晚喝了很多酒，但他體內的酒精濃度是零。他也通過毒品篩檢。腦部掃描結果也顯示正常。提姆對於事發經過一無所知，但他也不記得那一晚前幾個小時的事情了。雖然提姆抗議，但莫琳仍堅持與參加那場派對的其他幾個男孩談一談。沒有人發現提姆的行為有任何異狀。他們全都否認嗑藥。

由於院方有一絲懷疑提姆先前的情況是癲癇發作，因此他們將他轉往癲癇專科醫院。雖然檢查結果都正常，但神經科醫師仍認為癲癇發作的可能性極高。不過由於這是單一事件，他認為沒必要更進一步做處理。

三個月後，提姆又癲癇發作一次，而且這次有人目睹經過。當時又是星期日早上。提姆前一晚也出門去了，但他母親半夜去橄欖球社團接他回家。莫琳和傑克的臥房與提姆的房間只有一牆之隔。那天早上莫琳被一聲詭異的大叫聲吵醒。她衝進兒子的房間，看到他在床上全身僵直不停抽搐。他的兩眼睜開，表情扭曲，鮮血順著他的臉頰流下。他的嘴唇發紫，似乎無法呼吸。傑克衝進房裡，然後直接跑去打電話叫救護車。等到急救人員抵達時，也就是短短幾分鐘後，提姆已經停止抽搐。他雖然還是叫不醒，但已經逐漸恢復意識。

「他當時反抗急救人員，」他母親回想。「一直想推開所有人。我覺得他根本不清楚發生了什麼事。」

提姆被送到急診室。不到三小時他已經完全復元，能夠出院回家。他又去看了神經科醫師。醫師認為提姆罹患的是癲癇症。第二次癲癇發作證實了第一次掛急診的原因。提姆需要接受治療，以避免第三次癲癇發作。

莫琳對診斷結果非常不滿，但提姆並沒那麼生氣，直到醫生建議他大幅減少熬夜及飲酒次數，他才開始覺得不滿。

青少年罹患的癲癇症類型，通常極易受到睡眠不足及飲酒過度等因素影響。第一次癲癇發作很常發生在青少年開始喝酒之後。提姆的發作當然也符合這種模式。他的醫師叮囑他從

此只能小酌。提姆要求醫生說明所謂的小酌是只喝多少。

「一杯，」醫生說。

「只喝一杯有什麼意義？」提姆回答，讓他母親覺得尷尬。

「你難道不喝酒就沒辦法玩得盡興嗎？」她問。

雖然提姆抗議，但他依舊遵照醫生指示。希望能取得駕照也有助於他守規矩。提姆的父親告訴他，只要他不再喝酒，癲癇也不再發作，他就會幫他買一輛二手車。提姆一整年癲癇都沒再發作，因此提出駕照申請。

不幸的是，提姆的癲癇症並未讓他如願在上大學前晉升為有車一族。他服用的第一種抗癲癇藥物，似乎讓他的病情惡化而非好轉。他在短期內接連發作了兩次。情況和頭兩次癲癇發作類似，都是在提姆該起床前不久在床上發作。

「他也變得非常笨手笨腳，」莫琳對醫生說。「老是掉東西或打翻東西。」提姆說他老覺得焦躁不安。尤其是早上他會打翻柳橙汁，或弄倒餐桌上的東西。

顯然提姆的發作屬於泛發型抽搐，但無法確認是哪一型——從一開始就是泛發性癲癇，還是先是局部性癲癇發作，而後因放電擴散而成為泛發型。兩者的差別至關重要，因為用藥會略有不同。

沒有人看過提姆癲癇一開始發作的情形，但最重要的線索就藏在這裡。而提姆和家人都發現他最近出現笨手笨腳的情形，正好解開了這個謎團。泛發性癲癇發作會以各種不同的面貌出現。抽搐是其中最常被提及的症狀，但其他兩種常見的情形則是恍神（失神）以及肌躍型抽搐。肌躍型抽搐是腦部極短暫的放電，伴隨著一閃即逝的肌肉抽搐。這樣的肌肉抽搐為時極為短暫，因此很難被發現，但仍會導致當事人手上拿的東西掉落。肌躍型抽搐通常在一大早發生，與提姆及其母親描述的情況完全相符。

提姆的癲癇發作因此可分為兩種類型，也就是抽搐及肌躍型抽搐。這表示他罹患的是極為特定的癲癇症候群，好發於青少年時期，稱為「青少年肌陣攣型癲癇」。某些藥物會導致這種癲癇病情加重，提姆的情況就是如此。

這個發現讓提姆跟他的家人放心多了。現在他們知道他病情沒有好轉的原因，也有方法能解決這個問題。醫生調整了他的用藥，肌躍型抽搐停止了。提姆四個月後癲癇又發作了一次，醫生因此調高他的藥物劑量，之後他的病情似乎獲得緩解。

提姆的病情好轉。他參加了大學入學考試，但考得不太理想。他雖然申請到商業及語言方面的學位課程，但入學考試分數未達到標準。

「願上帝原諒我，但我記得當時我很高興，」他的母親對我說。「我覺得他還沒準備好離家。比起尚恩在他這個年紀的時候，提姆太不成熟了，而且他又有癲癇，所以我的確很擔心。」

結果提姆待在家的時間比他預期的多了一年。他重考入學考試，也重新申請大學。這一次，他順利考上了。

「他喜歡有人照顧他，大學考試對他來說也很簡單，所以等他接受自己得重考一年的事實後，他其實還挺樂在其中的，」莫琳說。

「但是他的朋友都已經順利上大學了，」他父親說。

「沒錯，」莫琳默默地說，陷入回憶中。

提姆在家準備重考大學的那一年，的確都沒再發作過。他取得了駕照，他父親也依照約定買了一輛車給他。等提姆在車上塞滿行李準備搬離家時，已經有超過十八個月沒有發作過了。

「孩子成長的過程中，你會迫不及待想要他們趕快長大離家，但等到那一天真的來臨時，你又不確定自己是不是真的希望這樣，」莫琳說。

四年前送尚恩到大學宿舍時，莫琳的心情很輕鬆。當時提姆還住在家裡，所以家中不會顯得空蕩蕩的。而且尚恩沒有罹患癲癇。

「年輕人上大學和剛從家裡搬出去的時候，都會有點瘋狂，」莫琳當時擔心，「外頭的誘惑太多了。」

提姆必須真心保證自己絕對不會過度飲酒，會盡可能保持睡眠充足，而且會規律服藥。而且一定要記得早早提前去補充他的藥。還要好好吃飯。不准酒駕。車子不可以超載。

提姆究竟有沒有遵守上述所有規定，還是只有遵守部分規定已不得而知。但他在第一學期確實又發作了一次。當時有個朋友沒有申請到宿舍，因此某次他們晚上出去玩之後，他在提姆的房間打地鋪。他被提姆的大叫聲吵醒，發現提姆在床上抽搐痙攣。雖然急救人員抵達時，提姆已經清醒，但他其中一位室友還是打電話通知他的父母。

「我自己絕對不會跟他們說。那只會讓我媽擔心而已，」提姆後來在電話中對癲癇科護理師說。這名專科護理師在他母親的要求下，打電話給提姆確認他的情況。他向護理師保證他一直有好好照顧自己，這次癲癇發作並不是他做的任何事情導致。

「我今天要打橄欖球，應該說今天原本要打，所以我昨晚沒有喝酒，」他對護理師說。打電話通知他父母的那位朋友也證實了他的說法。這次癲癇發作只是單純運氣不好。癲癇發作無法預測，大多都在毫無原因的情況下發生。此外，搬去大學住等生活形態改變，有時也表示需要調整用藥內容。醫師於是調高提姆的藥物劑量。接下來一整年，他的癲癇都沒再發作。

提姆通過了第一學年的所有考試（雖然都是低空飛過），然後暑假去了南美洲。莫琳並不贊成這趟旅行，但傑克與尚恩說服她接受。他們勸她，兩年半內只發作一次不能算是把提姆當成孩子關在家裡的理由。提姆在這趟旅行中又發作了一次。這次他是在印加古道終點的庫斯科宿舍房間內，同樣也是睡夢中在床上發作。同房的室友都不知道他有癲癇症，但一名護理系學生正好睡在隔壁的雙人床上，因此幫忙照顧他。由於提姆拒絕上秘魯的醫院，因此她在提姆發作後還照顧他好幾個小時，以確保他沒事。提姆將這件事告訴哥哥尚恩，但瞞著爸媽。他們一直到六個月後才知道這件事。

提姆回到家然後繼續展開第二年的大學生活，讓莫琳鬆了一口氣。他搬出大學宿舍和五名朋友一起租房同住。這群室友大多都是他在大一認識的新朋友，但其中一名室友傑森是提姆打從十二歲就認識的朋友。他們雖然在大學修不同課程，但仍然一起打橄欖球。莫琳喜歡有她認識的人跟提姆同住。有好一陣子，她只要想起兒子就覺得寂寞。想到他和這位老朋友在一起，讓她覺得比較放心。

這些孩子從中學畢業後，莫琳已經有兩年沒見過傑森，因此她一開始看到窗外夾在兩名警察中間的那位長髮年輕人，才會完全認不出來。

「請問是多倫太太嗎？」警察看到莫琳沒有反應，又問了一聲。

「多倫太太……」傑森幾乎也在同時間開口。

莫琳直到他開口說話才真正認出他來。他的出現表示她知道這些人為何會找上門來。她不知道該說什麼。

「傑森？我都認不得你了……你的頭髮好長……」

「請問我們可以進去嗎，多倫太太？」其中一名警察要求。「這件事跟您的兒子提姆有關。」

莫琳看到屋外的路旁停了兩輛車。除了警車，另一輛車上還有一男一女。她知道他們是誰。他們是傑森的父母。她以前常在學校集會及橄欖球比賽和聖誕節音樂會上遇到他們。

「我想我們進屋裡談會比較好，」這名警察又說了一遍。他推開門，拉著莫琳的手臂輕輕帶她進屋。她轉過身，大家都跟著她走進廚房。等到進了廚房，她再度轉身面對他們。她沒想到要請大家坐下，所以這兩名警察和莫琳面對面站著，傑森則是站在後頭。

「還有其他人在家嗎？」警察問，她告訴他們她丈夫出門了。「我很抱歉，多倫太太，這件事很難啟齒。我們今天來是因為您的兒子提姆今天早上被人發現在床上斷氣了。對此我們深表遺憾。」

打從提姆離家後，莫琳就一直在想像類似這一刻的情景。她總以為自己會以極度歇斯底里的方式尖叫崩潰，但情況真的發生時，她只覺得麻木。起初她覺得一定是搞錯了。她前一晚才剛跟提姆通過電話。他一直在念書，還跟她說他要去看電視然後早點上床睡覺。

「您先坐下吧，」一名警察說完拉了一張椅子過來。

莫琳坐下來。另一名警察又拉了一把椅子過來在她旁邊坐下。

「需要我們幫您打電話聯絡什麼人嗎？」他問。

「我應該打電話給我先生，」莫琳說，從椅子上跳了起來。

莫琳拿起手機，雙手顫抖著努力要輸入密碼解鎖。

「我可以幫忙嗎？」警察說。

他從她手中接過手機，問她手機裡輸入的丈夫姓名為何。莫琳聽到鈴聲響起後將手機拿回來。等到傑克接起電話，她卻一句話也說不出口。她想開口說提姆的名字卻哭了出來。最後改由警察跟傑克通話，告訴他提姆出事了，請他立刻趕回家。

那名警察接著看向傑森。

「是這位年輕人發現提姆的，多倫太太。他想親自來一趟，以免妳有任何問題。抱歉，我們目前還不清楚原因，只知道他被人發現時已經在床上斷了氣。後續必須交由法醫解剖。」

「他有癲癇，」莫琳說。

莫琳和傑克花了好幾個星期才接受提姆已經過世的事實。由於他已經離家一年多，因此他們可以騙自己他只是去念大學了，週末就會回家。但後來他沒有回家，傑森告訴她提姆死前最後幾小時的情況，她不斷在腦中反覆回想這段話。她發現自己正在從中尋找解釋。

提姆過世的前一晚，他和傑森及另一名室友待在家裡看電視，正如提姆告訴他母親自己當晚的計畫。當晚播放的節目是《誰是接班人》，他們三個人一起看電視。傑森向莫琳保證，他們都沒有喝酒，也沒有嗑藥。

「你有看到提姆吃他的抗癲癇藥嗎？」莫琳問傑森。

傑森從來沒看過提姆吃藥，不過他曾經在提姆的床邊櫃裡看過藥包。三個男生在晚上十一點多就去睡了。提姆看起來心情很好，一點也沒有不舒服的感覺。

隔天早上，提姆的房門仍關著，他沒有到廚房。提姆以前也翹過課，所以他的室友都沒去叫他。

「我覺得傑森似乎因此覺得非常內疚，」莫琳對我說。「他在對我說這件事的時候哭得很傷心。」

「他不可能料得到，」我說。

「對啊，」她說，「對……不可能。」

傑森當天只有一堂課，所以在將近中午時回到家。提姆的房門依舊關著。這並沒有特別奇怪。到了中午，傑森決定去叫醒提姆。他敲了門但沒人應門，於是他開了門看向房內，馬上就看到提姆還睡在床上。他又敲了好幾下門，但提姆仍舊沒有動靜。提姆背對著傑森躺著，於是傑森繞過床叫提姆。

「他眼睛閉著躺在床上。在黑暗中看起來就像是睡著了，」傑森對莫琳說。

等到傑森試著搖醒他的朋友，才發現他已經死了。提姆已經全身僵硬。傑森拉開窗簾，看到提姆臉色蒼白，毫無血色。他馬上打電話叫救護車。

「都是我的錯。我當初真不該答應讓他搬出去念大學，」莫琳對我說。

「這種事在任何地方都可能發生，莫琳，妳不可能隨時都待在他身邊。就算在家裡也可能發生。」

「但我會更快去查看他的情況。」

「我們根本不知道那是什麼時候發生的。」

「他在家絕對會比較好。」

「他已經二十歲了，不可能永遠待在家裡。癲癇發作確實會有危險。提姆知道這點，但他不想老是活在這個陰影中。他喜歡大學生活。」

「沒錯，他的確是。」

非預期性猝死是每位癲癇患者都會面臨的風險，這種情況稱為「非預期性癲癇猝死」（SUDEP）。平均每一千名癲癇患者中會有一名死於非預期性癲癇猝死，相當於全英國每年約六百人。癲癇患者只要病情控制得當，便可大幅降低猝死風險。而時常發生抽搐型癲癇，尤其是在夜間發作的人，猝死風險則會大幅攀升。癲癇發作頻率愈高，猝死的機率就愈高。對某些患有癲癇的次族群而言，這種風險接近百分之一。風險最高的族群包括時常發生抽搐型癲癇、且服用大量抗癲癇藥物的人，以及接受手術治療可能性檢查的患者。

非預期性癲癇猝死的實際原因仍然不明。據推測有些是癲癇發作直接造成的結果，雖然通常沒有證據可證明癲癇曾經發作。問題的癥結可能就在於大腦負責調節心臟與肺臟的功能。造成死亡的原因可能因人而異。由於大腦掌控我們所有重要器官，因此腦部疾病可能導致數項重要功能喪失。非預期性癲癇猝死通常在無人發現的情況下發生，法醫解剖也無法查明死亡原因。心率異常導致心搏停止的可能性極高，也可能是呼吸的控制中樞受到影響，導致呼吸變慢及停止。這兩種情況都可能因為腦部活動受到抑制而發生，可能是癲癇在無人知曉的情況下發作所造成的悲劇。

遠端錄影監測病房也曾發生過幾次患者死亡的案例。這些患者的紀錄中，大多都有醫護人員未留意到的癲癇發作。在癲癇發作後，腦部活動會受到抑制。腦波呈現一片平坦。這是泛發性癲癇發作的常見波型，但通常很快就會恢復。然而，這些人的情況並非如此。他們在幾分鐘後心跳開始變慢，最後停止。心搏停止很快便導致死亡。這種情況大多發生在年輕人身上。這也是我們即使在沒有療法見效的情況下，仍持續嘗試新方法且絕不放棄的眾多原因之一。

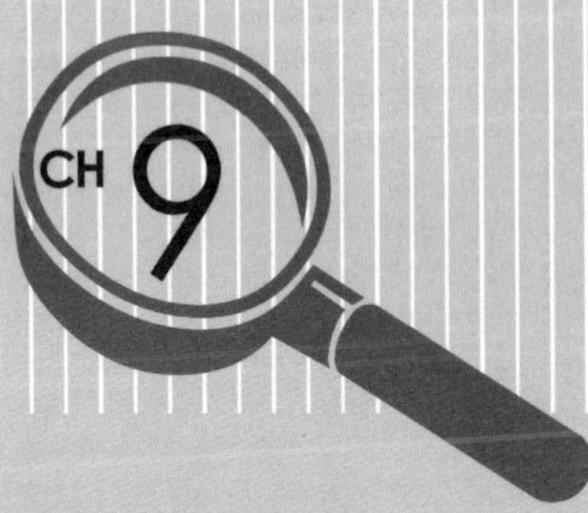

突如其來的妄想

在你肩膀上的東西，是已知宇宙中最複雜的物體。

——物理學家　加來道雄

華特下班回家時很驚訝地發現愛卓恩還沒到家。他們倆都是生活很規律的人。他們在同居期間，平日晚上大多都是下班後直接回家，兩個人一起煮晚餐。如果其中有一個人計劃晚上要出門，他們通常會事先說好，但其實他們幾乎沒有單獨出門過。如果愛卓恩要出去見朋友，華特幾乎總是會陪她一起去。愛卓恩的同事老是拿這點開她玩笑。

「他們都覺得我們好奇怪，或覺得你不信任我一個人出去，」愛卓恩曾對華特說。「我都把錯推到癲癇頭上。我告訴他們你之所以跟著我，是因為我有癲癇。」

他們倆都覺得這點很好笑。愛卓恩老是把她的癲癇診斷結果當成各種事情的藉口，這是他們之間的共同笑點。老實說，當時愛卓恩不太擔心自己的癲癇，因為這個病對她的生活幾乎沒有影響。

據推測，愛卓恩的癲癇肇因於她的出生過程。由於產程延長及難產，她出生時已經全身癱軟發紫，必須施予心肺復甦術急救。醫師懷疑她出生時吸入胎便，也就是新生兒第一次排泄的糞便，而且在過程中缺氧。愛卓恩住進新生兒加護病房，在保溫箱住了超過一週。小時候的她既瘦小又體弱多病。

「她從我肚子出來的時候已經沒氣了，」在我問起她的出生情況時，她母親對我說。

產程傷害是日後造成癲癇的極常見原因。產程傷害造成的腦損傷，也可能導致生理或心理障礙。她的父母在接受諮商時，曾被告知愛卓恩的出生過程可能會造成一些不良後果。起初，他們忍不住隨時留意這些後果。她姊姊六個月大的時候就已經會爬，但愛卓恩到了九個

月大還不會，她父母因此極為擔憂，帶她去看醫生。但醫生說她很正常。一個月後，她開始會屁股貼地用手划動移動身體，接著在十一個月大時開始走路，此時她的父母才回頭笑自己當初緊張兮兮。事實上，愛卓恩都輕鬆且即時達成童年時期的各項重要發展指標，但她父母還是過了將近兩年的時間才不再擔心，並將愛卓恩出生時住院的事拋諸腦後。愛卓恩似乎擺脫了產程傷害的影響，從重病的嬰兒長成強健的兒童。

就在大家已經完全遺忘愛卓恩的產程傷害時，相關後遺症卻開始出現。在她二十歲那年的大年初一，愛卓恩在姊姊金妮的家裡時說她覺得不舒服。但在她昏倒前，沒有人明白她究竟有多不舒服。根據她姊姊描述，當時她們倆正躺在沙發上聊天，愛卓恩突然不說話。金妮說她看起來很冷淡。

「她雙眼發直不停眨眼，還一直翻白眼，」她說。

之後愛卓恩的頭完全轉向一側，全身變得僵硬開始抽搐。她們打電話叫了救護車。救護車在十分鐘內抵達，這時愛卓恩至少看起來已經甦醒。但在癲癇發作的餘波影響下，愛卓恩在回應她姊姊和急救人員的問話時大多是胡言亂語。

「她先是以為我們是在五年前度假的時候，」她姊姊說，「然後又把我當成我媽。她甚至一度跑到房間角落脫下睡褲，看起來似乎打算就在那裡上廁所。急救人員必須阻止她，把她帶進廁所裡。她還不停想親救護車上的工作人員。」

但愛卓恩完全不記得這段經過。她上了救護車後似乎開始恢復理智，但即便如此她之後還是記不得這段經過。根據她的說法，她是在醫院清醒的。

愛卓恩依照初次癲癇發作患者的標準檢查程序，接受了緊急腦部電腦斷層掃描。檢查結果排除了腦腫瘤的可能性。院方還詢問她是否有吸毒，她也否認了。

「伏特加就是我的毒品。應該說以前是，」我們見面時她對我說。當時她已經徹底戒酒了。「我過年的時候的確喝了一點酒，但不像多數人喝得那麼多。而且我沒有吸毒。現在我只有在婚宴和聖誕節的時候喝一杯香檳，頂多就這樣。我發現只要我好好照顧自己，癲癇發作的機率就會降低，所以我變得很養生。癲癇害我變成一個很無聊的人。」

一次發作並不能算確實罹患癲癇。愛卓恩直到大約六個月後又發生與第一次情況極為類似的發作，才確診為罹患癲癇。她看了神經內科醫師，開始接受治療。

神經內科醫師詳細問診後取得的資訊顯示，愛卓恩的癲癇發作顯然不僅止於那兩次抽搐。只不過她從沒想過要告訴任何人她有多常經歷似曾相似的感覺。多年來她時常會對自己不熟悉的事物產生一種熟悉的感覺。她以為這很正常。當然，似曾相似感的確是每個人偶爾都會出現的正常感覺，所以愛卓恩的想法很合理。然而，這種感覺也可能是顳葉癲癇發作偶爾會引發的症狀。愛卓恩後續的抽搐證明了這種似曾相似的感覺其實是癲癇發作的前兆，也就是在顳葉發生的小型放電，只不過沒有向外擴散。只有在放電擴散至全腦並造成抽搐時，人們才會明白其嚴重性。

最後，愛卓恩的腦部磁振造影掃描證實了這項推測或許正確。掃描顯示，她的右海馬回

較明亮且小於左海馬回。愛卓恩患有顳葉癲癇，那兩次泛發性癲癇發作都是從局部性發作開始。愛卓恩的病情很穩定，似曾相似的感覺消失了，而且有一整年的時間都沒再發作過。

我是在七年後開始為她看診，當時她的癲癇發作情形依舊難以預料。她有好幾年一次都沒發作過，但也有幾年一年內便發作三次。在癲癇沒有發作的那幾年中，有一年她沒有定期回去看她的神經內科醫師。但之後她的病情開始惡化，因此又被轉診回醫院，於是我開始為她看診。這個時候愛卓恩已經出現較明顯的局部性癲癇發作。似曾相似感不僅伴隨著胃部不適，還會出現焦慮、恐懼感和失去意識，這些都是典型的邊緣系統症狀。她雖然不會再昏倒，卻會繞圈子、大叫和滔滔不絕。每次發作過後，她通常都會大發脾氣，可能得花三十分鐘才能平靜下來。

我擔心愛卓恩屬於即使接受藥物治療，病情也無法好轉的患者。顳葉內側硬化症可能是頑固型癲癇的肇因。但除非試過所有藥物，否則無法確定藥物治療無效。

愛卓恩還有其他問題是她的家人比她更想解決的。她有一些行為上的問題。愛卓恩已經從一個無憂無慮的人，轉變喜怒無常、會突然暴怒和焦慮的人。

「她有時候似乎也有點妄想，」她母親說。

愛卓恩看起來似乎在氣她母親告訴我這件事。

「她會氣我是因為她覺得我和金妮在背後說她壞話。她覺得我們一起計劃度假，卻不告訴她，」她的母親說。

「只發生過一次而已，」愛卓恩說，「那次我有點生氣，後來才知道根本沒那回事，所以我就道歉了。」

「兩個女兒離家去上大學之後，我就沒再跟她們任何一個人去度過假了，」她母親小心翼翼地說，然後又補了一句，「還有，其實不只一次。」

顯然愛卓恩的癲癇病情原本控制良好，但如今已失控。可以合理推測，癲癇發作造成的心理影響，以及對大腦產生的生理衝擊，已經影響到她的個性及心智健全。顳葉內側區域是影響我們處理情緒及判斷他人情緒反應的重要部位。

「癲癇可能影響情緒、記憶及其他許多面向。癲癇不只是會導致發作而已，」我對愛卓恩說。「不過妳只試過一種抗癲癇藥物，而且服用的劑量很低，所以還有很大的改善空間。」

我建議愛卓恩增加目前服用的藥物劑量，然後我們靜觀其變。如果患者的癲癇發作間隔為四個月，則必須觀察長達八個月才能確定建議的用藥調整是否奏效。愛卓恩的情況似乎有好轉。在一年之內，她和其他家人都沒有再看到她癲癇發作。這是好消息，但這並不表示愛卓恩的其他問題也獲得解決。她還是會莫名地突然暴怒。她的家人擔心她罹患了憂鬱症，或是更糟糕的，她似乎出現妄想。某一週她以為家裡有人偷了她的錢。這個念頭持續了一整天，愛卓恩因此將整個家翻了過來，只為了尋找被偷的錢。還有一次愛卓恩指控她姊姊和她三年前的前男友調情。愛卓恩雖然不太常出現這種過度猜忌或焦慮的憤怒期，但每次發作似

乎都一次比一次嚴重。

我安排她去看神經精神科醫師及心理醫師。兩位醫師都認為她的記憶力持續衰退，也發現這點讓她很挫折，但他們都沒有發現她有任何需要立即接受治療的精神問題。

我和精神科醫師討論愛卓恩的病情。

「我想她是覺得家人有點過度緊迫逼人。她母親嚴重過度保護。她說這才是導致她這麼緊張的原因。目前還難以判斷這是不是就是所有原因。我們見面的時候，她表現得很正常，不過她的敘述裡當然包含了精神疾病的傾向。她認為有人偷走她皮包裡的錢，可能根本是妄想。不過她今天還是能對這件事提出解釋，而且維持一定程度的理智。」

最後，愛卓恩決定搬出家裡，並表示她的家人就是問題的根源。不久後她開始跟華特約會，他們倆是透過朋友的介紹認識。

「我應該挑什麼時間點告訴新男友我有癲癇呢？」有一次愛卓恩問我。「我要冒著把異性嚇跑的風險，在一開始交往的時候就坦白嗎？還是要等到某次約會的時候突然昏倒失禁，讓他們大吃一驚呢？」

我不知道該給她什麼建議。

「我們剛認識某個人的時候都會隱瞞一些事情，」我對愛卓恩說。「我們很多人隱瞞的事情都比癲癇嚴重多了。我覺得妳可以在確定對方是否值得繼續交往之後再坦白。」

由於愛卓恩的癲癇病情大致上控制得很好，因此在她跟華特開始交往後，她決定不要太快告訴對方她有癲癇。但某天早上華特在床上發現了這個事實。愛卓恩癲癇發作時，他們倆正在睡覺。華特被愛卓恩大聲發出類似牛叫的聲音吵醒。他轉頭看到愛卓恩仰躺在床上不停抽搐，而且嘴唇發紫。他被這一幕嚇壞了。

愛卓恩清醒時看到兩名急救人員站在她身邊。華特則是不見人影。

「您是否患有癲癇？」這是愛卓恩清醒後聽懂的第一句話。她告訴急救人員自己的確患有癲癇。他們詢問了她癲癇發作及用藥的相關資訊。由於她意識清楚，因此他們讓她自行決定是否要就醫。她知道癲癇發作結束才去醫院已經沒有意義，因此決定待在原地就好。

「等到我跟華特獨處時，我反而希望自己當時選擇上那輛救護車逃得遠遠的，」她對我說。「我發現只有我跟一個非常沉默的華特和一組被尿溼的床單獨處，真是尷尬到了極點。最後我叫了計程車去我媽家。當然，那些被單也一起帶走！」

我已經看過許多與愛卓恩情況類似的癲癇發作，但如果我是華特肯定會受到驚嚇。泛發性抽搐發作時會停止呼吸。根據正當醫療照護程序，此時應讓癲癇發作患者保持側躺，以避免窒息並維持呼吸暢通。但如果你曾試著移動癲癇發作的人，很快就會發現他們的身體太過僵硬及抗拒，因此搬起來似乎有平常的兩倍重。癲癇發作時發出的聲音也令人害怕。臉部肌肉會導致患者出現看起來很痛苦的不自然表情，看起來就像是孟克畫作〈吶喊〉中的人物或更糟。

目睹癲癇發作的過程，導致愛卓恩與華特的戀情暫時喊卡。他要求兩人暫時分開，因為他覺得責任過於重大，他覺得自己還沒有堅強到足以承擔這個責任。華特說，愛卓恩需要的是比他更好的人。她向他保證要找到比他更好的人機率很低，但他的反應也讓愛卓恩對這段感情有所保留。他們分開了一個月才終於釐清兩人的情況。華特表示，他對愛卓恩的思念已經超出他自以為能忍受的程度。愛卓恩思考了他們的關係，但一開始拒絕跟華特復合。一、兩週後，她才終於回心轉意，承認自己也很想他。他們又在一起了。最後他們都認為，這整件事讓他們的感情變得更深厚了。

華特第二次看到她癲癇發作時，他們已經開始同居。這次整個經歷對他們而言都極為不同。華特並沒有逃跑，而是有條有理、指揮若定。他曾經和癲癇專科護理師詳談，討論在遇到這種情況時自己該怎麼做。在他發現自己無法將愛卓恩翻成側躺後，他改將她的頭轉向側面。他拿了一個枕頭墊在她背後提供支撐，然後開始計算發作的時間。他已經拿著電話做好準備，只要發作時間超過三分鐘，他就會立刻打電話叫救護車。結果這次發作持續不到一分鐘。等到愛卓恩清醒時，她已經以復元臥姿躺在自己的臥房裡，華特則在她身邊照顧她，另一手抓著手機，手機上的碼錶還在計時。

「五十八秒」是她清醒後聽懂的第一個詞。

這次成功度過癲癇發作的經驗，讓愛卓恩與華特的感情迅速升溫。三個月後，華特求婚了，愛卓恩也答應了他的求婚。癲癇發作的情況似乎趨於穩定。他們開始思考兩人的未來。等到癲癇再度威脅兩人時，他們的婚禮計畫已經進行到最後階段。

當天華特先是回到家發現愛卓恩不尋常地不在家。通常她都會先下班回到家。他已經習慣走進家門就會聽到廚房傳來電視的聲音，但當晚家裡卻安靜無聲。大門並沒有像平常他們兩人都出門時那樣上兩道鎖，但他叫了愛卓恩的名字卻沒聽到回應。他迅速把每個房間找了一遍，確定她不在家。他打電話給她，但電話卻直接轉到語音信箱。華特馬上開始擔心，但他安慰自己也許愛卓恩的火車卡在哪裡的隧道裡，或是她已經回到家，然後又出去附近的商店買東西了。等他看到愛卓恩的包包掛在廚房一張椅子的椅背上時，他才開始緊張起來。華特翻了一下包包，發現她的錢包和鑰匙都在包包裡。他又把家裡找過一遍，連院子也找了一遍。他打電話給愛卓恩的同事，但對方說愛卓恩在公司很正常，也依照平常的時間下班回家。華特打電話給愛卓恩的母親，她母親立刻趕來，不久後她父親和姊姊也趕到。他們打電話報警。

接下來他們度過緊張的三小時。在這段期間，全家人都坐在華特與愛卓恩的廚房裡，試著讓兩名警官明白愛卓恩這樣不見蹤影有多麼反常。就在大家滿懷希望地看著前窗窗外時，他們看到隔壁一位鄰居朝他們家大門走來。

「我看到警車，」華特開門後，她說，「你們家遭小偷了嗎？我覺得我家也遭小偷了。」

那名鄰居解釋她回到家發現大門沒有鎖好。

「我從來不會忘記鎖門，」她對警察說。「等我走進家門後，發現廚房有個抽屜整個被

拉開。我絕對不會讓抽屜這樣開著，不可能。」

「妳有把家裡整個檢查過一遍嗎？」警察問。

「沒有。我看到警車停在外面，而且我太害怕了。」

兩名警官走進鄰居家裡。他們先喊了幾聲，然後開始搜索屋內。他們發現有間房間的門關著。他們試著開門，但只能稍稍打開，門後似乎有東西擋著。他們聽到一聲嗚咽。兩棟相鄰的房子正好發生兩件不相關的犯罪事件，這種巧合發生的機率似乎很低，因此其中一名警官開始叫愛卓恩的名字。女警官將她的證件從門縫遞進去，希望門後的人能因此覺得安全而讓他們進去。他們更用力推門，門終於打開了。愛卓恩就在房裡。

警察很快叫華特過來幫忙安撫縮在門後的愛卓恩。起初愛卓恩表現得像個孩子，哭著向警察尋求安慰。等到華特出現後，她開始變得有攻擊性，並且出手打人，還打了其中一名警察一巴掌。最後他們叫了救護車來，將她押上車送醫。

急診室的醫護人員發現愛卓恩陷入半清醒、半妄想的狀態。她神智清楚，知道自己是誰，身在何處，也能確認自己病史的所有細節。在旁人請她解釋自己為何會在鄰居家中時，她也能詳細說明。她認為華特與那位鄰居搞外遇，所以她用那位鄰居寄放在他們家的備用鑰匙進入鄰居家中，尋找外遇的線索。她還躲在空房間裡想逮到他們兩人在一起。愛卓恩在急診室裡氣急敗壞，因此只能將她獨自關在病房裡。她堅持只讓女性醫護人員照顧她。只要有任何男性試圖接近她，她就會突然暴怒。華特堅持愛卓恩的說法全是虛構。

「我根本不知道她在說什麼，」他說。

癲癇專科護理師珍妮被叫來，她證實這種舉動的確與她認識的愛卓恩截然不同。愛卓恩以前也從未表示過對華特有任何懷疑。珍妮安排愛卓恩緊急接受腦電圖檢查。腦部單一部位持續性癲癇發作的患者仍可能正常走路與說話，雖然明顯意識清醒，但思緒卻極為混亂且無法正常運作。這種情形稱為局部性癲癇重積狀態。但愛卓恩的腦電圖看起來完全正常。她並未處於重積狀態。醫護人員又替她抽血做藥物篩檢，及任何或許能解釋目前情況的檢查。保險起見，醫院也檢查了她血液中的抗癲癇藥物濃度，以免她不小心服用過量。她也做了腦部掃描確認有無感染或中風，但都沒有發現新產生或值得擔憂的問題。

精神科醫師被叫來會診做評估，他發現愛卓恩出現急性精神病發作。精神錯亂的特徵包括思緒混亂失常、妄想、幻想和欠缺理解力。造成精神錯亂的原因很多。通常精神錯亂都被視為單純的精神病問題，與思覺失調症或躁鬱症等疾病相關。但精神錯亂的每一項特徵，也可能是生理疾病或其他刺激因素所導致的結果。睡眠不足、壓力過大，或吸毒的健康人士，也可能出現幻覺或妄想。甲狀腺失調、自體免疫疾病、腫瘤、中風及各種內分泌失調（其中也包括懷孕）等醫學上的問題，也都有關聯。

愛卓恩出現華特背著她搞外遇的妄想。她也懷疑所有男性，認為他們在進行某種她無法理解的陰謀。她的思緒正以高速運行，而且在不同主題間跳躍。她的情緒極度低落，在與精神科醫師談話的過程中曾數度威脅要自殘。她不想回家。如果院方送她回家，她可能會自

殺。精神科醫師判斷她的威脅可信度不高，實際風險很低，但她最好還是留院觀察，並接受進一步檢查。愛卓恩開始服用抗精神病藥物，在精神科病房住了一星期。五天後，她的神智再度恢復正常。

「妳覺得她是癲癇發作嗎？」精神科醫師問。

「她說不是，自從她一年多前出現抽搐情況後，華特就再也沒看過她發作了，」我回答。

以一個有腦部疾病的人而言，將她的精神疾病當成全新且獨立的問題來解決是不合邏輯的。我必須釐清愛卓恩的精神錯亂與她的癲癇之間的關聯。

「妳已經一年沒有癲癇發作了？」等到愛卓恩恢復到足以再次與我溝通的程度時，我與她確認。上週發生的事情她大多都記得，卻不記得觸發這件事的原因。

「對，」她說。「有時候我覺得好像有出現似曾相似的感覺，但我都不是很確定。不過我沒有明顯的癲癇發作。」

「她的睡眠品質一直很差，」華特告訴我。「她會在半夜坐起來喃喃自語，然後又躺回去。但她不一定都記得。」

愛卓恩的情況一好轉就馬上為自己的指控向華特道歉，他們也很快重修舊好。

「我不懂妳為什麼會這樣想我，」他說。

「我也不懂，」她對他說。

我的工作就是要找到這個問題的答案。我建議她做進一步的腦電圖紀錄。精神科病房沒有人看過她癲癇發作，但或許她在住院前曾經發作過。許多癲癇患者都曾發生自己察覺不到的發作。

在醫學界，我們向來得花時間讓故事繼續發展才能找到答案。愛卓恩住進遠端錄影監測病房。她的妄想症已經消失。我知道自己也許太晚介入。她現在只服用低劑量抗精神病藥物，以及平常吃的抗癲癇藥物。在她接受錄影監測的第三天早上，技術人員跑來告訴我前一晚愛卓恩癲癇發作了。

「她知道嗎？」

「我覺得她不知道。我問她昨晚過得如何，她完全沒提到發作的事。」

「好。我們繼續記錄，看看發生頻率是不是比她知道的還高。如果她發作了，也不要讓她知道。我想知道她對癲癇發作知道多少。」

不像其他疾病，癲癇患者本身可能無法察覺癲癇的症狀表現。大腦是掌管意識的器官，我們必須保持清醒才能自我表述。對我的另一位病患緹娜而言，這就是難題所在。她在愛卓恩住進遠端錄影監測病房前不久才住進來過。在她住在監測病房的一週裡，她總共按了三十次警鈴通知護理師她很確定自己剛才發作過。但這三十次，我們都無法在錄影紀錄或腦波紀錄中找到發生異常狀況的證明。有時她正在看書報或看電視，然後突然間找警鈴按下。她不只一次坐在椅子上睡著，然後突然驚醒就按下警鈴。每一次緹娜都說自己失去意識至少有一

分鐘，但錄影紀錄中都找不到任何足以支持這個說法的證據。一切都出於她的想像。

這並不是說緹娜沒有癲癇發作。她的確有發作，而且發作過很多次，只是她都沒有察覺。這些發作全都是由工作人員向我回報，緹娜從未在發作時按下警鈴。對旁觀者來說，這些發作都很明顯。她會猛烈地咀嚼、一手緩緩舉起開始抽動。她會發出不自然的大口吞嚥聲。但緹娜對這些情況毫無所覺，必須由我向她轉述。不論在家或在街上，她都是透過旁人告知才知道自己不對勁。她試著自己察覺癲癇發作卻徒勞無功，於是她開始亂猜。公車差點坐過站——這是癲癇發作嗎？想不起來自己有沒有關暖氣——這是發作嗎？她就是無法察覺自己是否發作了。

「我真心希望我發作的時候，不要再被人提醒了，」緹娜有一次說。「那感覺就好像有人告訴你，妳一整天牙齒上都卡著菜渣一樣。如果完全不知情，就沒什麼好尷尬的了。」

愛卓恩的癲癇發作一向難以察覺。如果她沒昏倒也沒有出現似曾相似感，她就認定自己沒有癲癇發作。似乎就是這麼簡單。她住進遠端錄影監測病房的第二晚，就已經證明她錯了。她其實有發作，只是自己沒有察覺。第三晚沒有發作，第四晚也沒有。第五晚，她在六小時內連續發作了六次。腦電圖顯示，每次發作放電都出現在右顳葉。

每次發作的情況都類似。愛卓恩發作時原本已經睡著，但她會醒過來睜開眼睛。放電先是影響她的整個右顳葉，然後擴散到幾乎整個右半腦，但這段期間她除了眨眼和蓋在被單下的身體偶爾會極輕微僵硬之外，並沒有出現其他症狀。這些細微的動作絕對不可能吵醒枕邊人。就算華特真的醒來，也沒有明顯的症狀可以讓他察覺。

愛卓恩在第五次癲癇發作後似乎完全清醒了。她坐起來找電燈開關，花了很長一段時間按壓她找到的任何東西，包括護理師呼叫鈴和遠端錄影警鈴。她拿起手機玩了一會兒，接著把床邊櫃上的卡片撞掉到地上。過了一會兒她下了床，被連接她與設備的電線纏住。一名護理師回應警鈴的呼叫來到病房，問她是否還好。護理師並沒有比愛卓恩本人更清楚她剛才癲癇發作。隔天早上護理師告訴我，她以為愛卓恩是因為在陌生的地方醒來才會有點迷糊。

第六次癲癇發作後，愛卓恩走向病房門，看起來在生氣。被電線局限在病房裡似乎讓她覺得很挫折。她走出房門又走回來，就這樣來來回回了好幾次，似乎正試著解開眼前的難題。一名護理師想帶她回床上，但這一次她反抗了。她堅持自己必須上廁所，聽不懂護理師解釋病房裡就有廁所。她有好幾次把其中一名護理師叫成金妮。等到對方糾正她，她又自圓其說：「我知道妳不是金妮，金妮是我姊。」過了一會兒，她回到床上睡著了。

隔天我告訴愛卓恩癲癇發作的事，並建議我們有必要調整她的用藥。她很吃驚，也很失望。她根本沒察覺到自己癲癇發作。

「我真的以為自己沒再發作了。」

「有發現還是比較好，現在我們就能採取行動改善情況了。」

我安排愛卓恩隔天早上出院，但她的霉運還沒結束。過了一個晚上，她變得傷心欲絕，不讓旁人靠近，而且幾乎完全失去理智。她甚至變得有攻擊性。一名護理師接近她時，她出

手打人。

「另一名患者到她的房間，她們吵了起來。愛卓恩對另一名患者出現某種成見，但不確定是什麼成見。我透過監視攝影鏡頭看到她們吵起來，所以我走進病房想問清楚發生什麼事，結果愛卓恩動手打我。」

「喔，不。」

「沒錯，的確是喔不。」

「妳還好嗎？」

「嗯，我沒事。她沒打中我。但我們沒辦法應付她。她太生氣了。」

我走進她的病房看她。她放心地撲向我。她非常躁動不安，開始在病房裡來回踱步，不停地扭著自己的雙手。她長篇大論說自己的錢包丟了，但我看到她的櫃子裡就有一個錢包。

「那是妳的錢包嗎？」我問。

「對，我找回來了。」

「妳確定有人想偷走嗎？」

愛卓恩走到窗前又走回來。她沒有回答我的問題，而是把錢包的事情又講了一遍，彷彿我剛才沒聽過這個故事。

「那個護理師是豬，不肯幫忙。」

愛卓恩開始在筆記本上寫東西。我可以看到那一頁幾乎已寫滿小小的字。我瞄了一眼上頭寫些什麼。雖然字小到不好辨認，但我看得出來上頭更詳盡地敘述了她與那名護理師之間的衝突。

「妳可以把這個拿去給上司看，」她說完從筆記本上撕下那一頁遞給我。

我試著跟她說理，但就是無法讓她忘掉指控他人的念頭。我又回去和那名護理師討論這個情況。珍妮過來照顧愛卓恩，並保證會徹底調查整件事才讓愛卓恩冷靜下來。當然，根本不需要詳細調查。這間病房裡發生的一切都已經被錄了下來。技術人員已經告訴我，愛卓恩的指控根本毫無依據。

我親自把錄影紀錄看過一遍。那天愛卓恩似乎從一大早就開始不高興。一點小事就讓她哭哭啼啼，像是早餐的時候掉了一片麵包，一通電話等等。在另一名患者來找她之前，她就已經情緒起伏不定了。那名患者似乎是來安慰她，而非來找碴，但爭執卻突如其來地爆發了。我無法聽清楚她們說的每句話，但可以從雙方的肢體語言看出來緊張情勢持續升溫。等到護理師過來了解這兩位女士之間發生了什麼事時，愛卓恩正在大吼，另一名女病患則舉起雙手，似乎打算安撫對方。護理師走向愛卓恩時，情況突然惡化。不論那名護理師說了什麼，都讓愛卓恩舉起雙手，一手指著門，另一手粗暴地用力將護理師的肩膀向後推。我在看錄影畫面的同時，也在看愛卓恩的腦波。相較於前一晚癲癇發作的情況，這時候她的腦波完全正常。精神科醫師被緊急叫來。

「這是發作後（postictal）精神錯亂，」精神科醫師確認。

Ictal是希臘文中「爆發」的意思。我們用這個詞來表示癲癇發作。發作雖然結束，但她腦部的神經化學反應遭到破壞，導致愛卓恩變得不理性及性格大變。

發作中精神錯亂是在癲癇發作時出現：異常的腦波刺激大腦，因而產生幻覺或非理性的行為。發作後精神錯亂則會在癲癇發作後一天左右，發生於某些癲癇患者的腦部。患者看似已經從癲癇發作恢復，但癲癇發作的影響仍持續存在於看不見的地方。這種情況最常見於顳葉癲癇患者，尤其好發於連續癲癇發作後。由於癲癇患者發作後有二十四至四十八小時的神智清醒期，因此患者突然精神錯亂通常會讓人覺得莫名其妙。這是放電通過腦部造成的後果，時常遭到誤解。有些人認為這與癲癇發作造成的一時混亂或神經傳導物耗損有關。

伽馬胺基丁酸（GABA）是腦中主要的抑制性神經傳導物。癲癇和精神錯亂都與腦細胞的刺激與抑制失衡有關。增加腦部伽馬胺基丁酸的藥物被當作癲癇治療藥物，這種藥物會讓神經元較難發生導致癲癇發作的同時放電。發作後精神錯亂，甚至所有的精神錯亂，也可能是由於伽馬胺基丁酸低下導致。思覺失調症及發作後精神錯亂，都有大腦皮質抑制異常的情況。癲癇發作導致精神錯亂的實際原因仍不得而知，所有相關的解釋都只是推測。其他可能的原因包括大腦血流改變或多巴胺超敏反應，多巴胺就是我們動機與獎勵系統所仰賴的神經傳導物。

癲癇發作後精神錯亂的確有一些不同於思覺失調症等疾病的特徵。它的發作模式與癲癇類似，來得突然、持續時間短，而且會自己停止。一般大眾常以為癲癇發作會產生暴力行為，但發作中的暴力行為其實很少見。癲癇發作時展現的攻擊行為幾乎都沒有目的性或針對性。有些人癲癇發作時可能會踢人，但他們同樣也可能會踢椅子、牆壁或空氣。然而，發作後精神錯亂則可能出現針對性的暴力行為。在被害妄想症的影響及妄想症的誤導下，出現發作後精神錯亂的患者可能會刻意做某些舉動。然而，雖然這些舉動看似具有目的，但其實這些行為完全不具想法或意義，只是隨機發生的行為而已。

醫生給愛卓恩加開了抗精神病藥物。珍妮幫忙讓她冷靜下來，並安排愛卓恩接受一對一照護。連晚上也有醫護人員照顧她。

她的父母和姊姊都來看她。這點有幫助。但等到華特也來到醫院時，她卻拒絕讓他進房。愛卓恩一整晚沒睡，時不時就會醒過來發脾氣，認為自己聽到護理師或其他病患在談論她。她不想再有一對一的照護人員待在她房裡。這種情況著實令人煩惱。她大多時候都醒著，忙著在筆記本上記錄所做所說的一切。等到精神科醫師加開的抗精神病藥物似乎開始生效時，筆記本已經幾乎寫滿了。上一次精神錯亂發作持續了五天，這一次則持續兩天。

我們知道自己的想法與意識、個性與職業，都與我們大腦的生理現實密不可分。但即使知道這點，有時還是會覺得我們無法進一步了解大腦生理現實的真正意義。如果你患有腦疾，很有可能也會出現精神疾病。

腦疾患者常會出現精神疾病症狀。多發性硬化症患者的情緒可能是狂喜、異常興奮，也可能會無可抑制地低落。多發性硬化症患者遠比一般人更常出現焦慮、躁動及重度憂鬱的情

形。帕金森氏症患者也容易有情緒問題及精神錯亂。治療疾病的過程也可能產生衝動控制問題，這點可能表現在賭博或強迫性購物、暴食及性慾亢進。有些帕金森氏症患者會出現重複行為，例如強烈沉迷於拆解與組裝設備、收集看似平凡的物品、囤積和強迫性物品分類等。許多神經方面的疾病，包括痴呆症、賈庫氏病（狂牛症）、自體免疫腦炎等，一開始都會出現明顯純屬於精神病的症狀。

大腦是心智的器官。心智包含了許多元素：思想、判斷、智能、記憶、情緒、推理、感知等等。功能性磁振造影除了常用於追蹤大腦功能，也用於追蹤上述腦部功能。而每一項功能在腦部都歸屬於至少一個概念區域。我認為如果我們所做的一切都能有生理機制方面的解釋，會讓自己覺得好過一點。然而，雖然身心關係密不可分，但許多醫療服務卻將兩者視為獨立的面向，彷彿彼此間毫無關聯。生理和心理醫學可能各自獨立，所設立的專屬機構甚至也分處不同地點。

癲癇患者會有許多精神科方面的共病症。大腦在放電的攻擊下不可能毫髮無傷。一百年前，修林斯・傑克森便指出癲癇發作可能引發「急性精神錯亂」。這種症狀過去曾被稱為癲癇性暴怒。在遠端錄影監測病房，我們會刻意停藥以促使癲癇發作，患者因此發作後，有時也會出現妄想及幻覺和憤怒等情況。這並不是癲癇發作本身的特徵，卻是癲癇發作的後遺症。

要治療癲癇性精神錯亂，首要工作就是預防癲癇發作。如果無法控制癲癇發作，那就用治療其他成因的精神錯亂所使用的藥物來治療癲癇性精神錯亂。在接下來的十八個月裡，愛卓恩的精神病又發作了兩次。她平常的焦慮程度似乎也升高了，變成過度焦慮。我在醫院見到她的時候，她已呈現精力過剩的狀態，雖然努力保持樂觀，但明顯看得出來很吃力。

「華特取消婚禮了，」某次看診時，她告訴我。「他說沒有人能跟我一起生活，我太難相處了。」

她面帶笑容說出這句話，甚至還笑了出來。我實在太替她難過了，還得找個藉口走出診間，請一名癲癇專科護理師陪我一起看診。那名護理師跟愛卓恩很熟，因此我們聊了一會兒，我便讓她們兩個人獨處。護理師後來告訴我，愛卓恩說華特一直無法接受這種不可預測性，因此把兩人分手的錯都怪到愛卓恩頭上。

愛卓恩只好搬回去和家人同住。這導致她陷入憂鬱好一陣子。

「我的人生在倒退嚕，」她對我說。

和父母同住讓她覺得自己像個小孩。我一直鼓勵她搬出去，甚至可以說是逼她搬出去。癲癇專科護理師也和我持相同看法。如果愛卓恩發作時，身邊沒有華特幫忙注意會有什麼後果？也許不會怎麼樣。也許會有其他人發現她。會有其他人發現她失蹤了而去找她。她也許會沒事，但也可能會出事。

在華特突然跟她分手三年後，外科醫師出手拯救了愛卓恩。海馬回萎縮讓她成為接受手術治療的理想人選。愛卓恩想要恢復獨立。她希望出門的時候，她母親不必傳簡訊問她情況

如何。她想要自己一個人住，想開車，想拿掉醫療警訊手環。手術治好癲癇的機率有七成，她覺得很值得一試。最後手術成功，愛卓恩切除了顳葉一小部分，治癒了她的癲癇和精神錯亂。而她一點也不想念少掉的這一塊腦子。

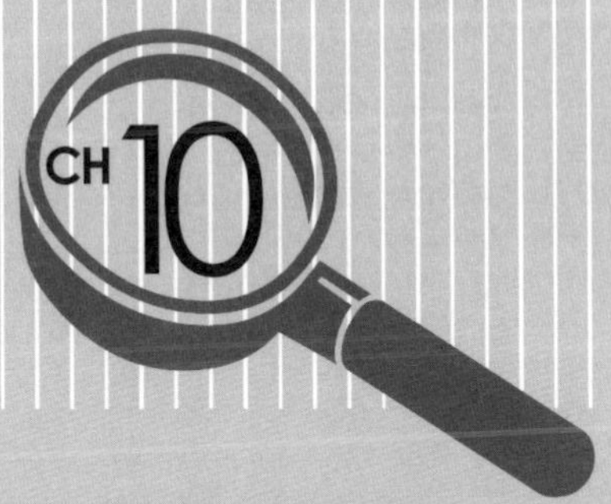

疾病的祝福

如果一個人少了一條腿或一隻眼，他會知道自己少了一條腿或一隻眼；
但如果他失去了自我，也就是他自己，他不會知道，
因為已經沒有他來知道這點了。

——奧利佛·薩克斯，《錯把太太當帽子的人》（一九八五年）

麥克在加護病房從長達一週的昏迷甦醒時，他的兄弟和父母都在他的床邊，大家全都鬆了一口氣。他們打電話通知家族其他人這個好消息，也打電話給麥克交往六個月的女友請她過來。

「他不知道發生了什麼事，但他已經可以說話還會要水喝，他認得我們是誰，醫生覺得他會沒事，」他們告訴她。

當天加護病房充滿了歡慶的氣氛，而且這樣的氣氛一直延續著。一週後，麥克的表現已經優於所有人的預期，可以在一般外科病房走動了。他也能正常與人對話。事實上，麥克還要求要出院。他覺得自己已經準備好了，但他的醫生都反對。替他動手術的外科醫生認為他應該轉去復健科病房，之後再從那裡出院返家。但他必須在外科病房等到復健科有空床才能轉過去，沒人能確定要等多久。麥克堅持沒有這個必要，認為自己在家會復元得更快。他深信自己需要的是正常的生活。他已經從大家都認為不可能度過的難關存活下來，只想趕快出院享受活著的感覺。醫生還是不贊成。最後，麥克不顧醫生建議簽下自願出院書，解決了這個情況。他自行承擔出院回家的風險。在麥克住院的三週裡，他有一整週都處於重度昏迷狀態，只能靠機器維生，在醫師的照顧下維持生命。但他走出醫院大門，坐上他父親的車子時，他發生意外的證明只有被剃光的右半頭和一小塊繃帶，兩者都隱藏在一頂棒球帽之下。

麥克和他的家人相信這就是一個恐怖故事的快樂結局。這確實是結局，但並非這家人所想的那種。

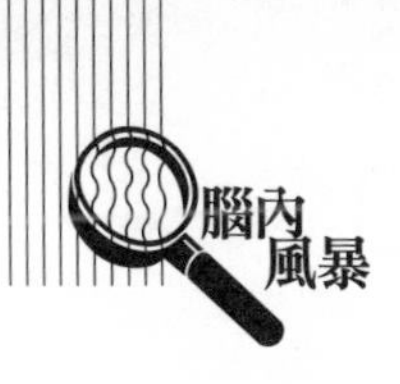

麥克是一名律師，出身於還算富裕的中產階級家庭，是三兄弟中的老么。兩個哥哥只差一歲，但麥克和二哥差了六歲。他帶有一種與手足年齡差距大的么兒所具有的自信。麥克在兩位哥哥都上學之後才出生，因此享有母親的全心關注。他的母親是護理師，但直到三個孩子都上中學後才重返職場。他的父親也是律師。麥克的雙親都很重視教育，也敦促兒子成功。麥克天生就很聰明，在各種場合表現都很優秀。

麥克念了法律之後，在倫敦的金融中心找到一份壓力極大的工作。這份工作需要他長時間在競爭的環境中工作。當時他才二十出頭，渾身充滿幹勁。那一年大多時候他都工作到凌晨，隔天早上七點又回到辦公室，這對他來說是稀鬆平常的事。晚上公司會派車到倫敦頂級餐廳外帶晚餐給所有加班到凌晨的員工。員工派對也都辦得極盡奢華，以慰勞員工的辛勞。這些都是為了獎勵願意為工作付出一切的人。

這種生活麥克過了十年。在他頭部受傷時，他已經快爬到職涯的頂峰。他的人生充滿了財務上的獎勵與保障，但這一切得來不易。他的私生活因為工作而有許多犧牲。工作威脅到他的感情生活，也占據了他所有的時間。他持續處於受到監督與壓力的狀態之中。麥克並不天真，他知道自己的問題都是雞毛蒜皮的小事。他已經比多數人幸運，但這並不表示他所向無敵。

幾年前一個十二月早晨，麥克起床去跑步。當天是星期六，街上滿是前一晚留下的垃圾。當時還很早，麥克在外頭正好遇到結束前一晚工作要返家的服務業從業員及流浪漢。他平常的跑步路線是從自家公寓繞過倫敦附近的幾個街區，穿過公園再回到家。

沒人知道當天早上麥克遭遇的完整來龍去脈。大家只知道他沒有跑完全程，而是被人發現昏倒在離家十五分鐘路程外的住家門口。一名掃街工人發現他，以為麥克不是醉倒就是嗑藥。那名清潔工人之所以擔心，是因為他無法叫醒麥克，而當時又非常寒冷，於是他打電話叫救護車。接著他陪在麥克身邊，直到救護車抵達。急救人員發現麥克頭部有撕裂傷。麥克無法給他們清楚的回應，因此他們急忙將他送往最近的重大傷病急診中心。

麥克一到醫院便立刻被列為優先處理病患，接受緊急腦部電腦斷層掃描。結果顯示他有顱內出血，血腫壓迫到他的腦部，造成右半腦變形並移往中線，壓迫到左半腦。麥克需要緊急救命手術移除血塊。手術雖然降低了腦壓，但無法判斷腦部損傷有多嚴重，或麥克能否清醒。

而在腦部掃描、手術等過程中，沒人知道麥克的身分。他病床上掛的名牌寫著張三。麥克被人發現時身上沒有任何身分證明文件，沒有錢包也沒有私人物品。醫療人員簡單推測他是流浪漢，但他的整體健康狀態及高級慢跑鞋又與這項推論不符。藥物與酒精篩檢並未顯示他當天早上或前一晚有嗑藥或喝酒。沒人知道他發生了什麼事，警方也沒辦法確認他的身分。手術後他被轉到加護病房等待有人指認。

差不多就在麥克被送上掃描儀器時，他的女友柔依睡醒了打電話給他。他們前一天共度一宿，因此她留在麥克的公寓過夜。麥克在她還沒完全醒來前就起床了。他對柔依輕聲說他

要出去跑步，但她半睡半醒根本沒聽清楚。她睡醒時不知道麥克已經出門多久。她等了一小時，然後起床穿好衣服到街上閒晃，看能不能找到他。她完全不清楚他規劃的跑步路線，在街上繞了十五分鐘後明白自己根本是白費力氣。她打了麥克的手機，但沒有接通。接下來她也不知道該怎麼辦了。她跟麥克的父母不夠熟，因此不方便連絡他們。總之，她覺得自己很蠢。萬一他只是遇到認識的人，然後去買杯咖啡呢？

一小時後，柔依很確定一定出事了。她打電話給麥克的一位朋友。他們組成搜索隊在當地找人。不久後，他們開始打電話給當地醫院。他們聯絡的第一家醫院也是離他們最近的醫院，這家醫院才剛收治一名無名男子，特徵與麥克相符。等到麥克驚恐的家人來醫院指認他時，麥克已經動完手術被送進加護病房。他當了半天的張三，護理師才能擦掉他病床名牌上的臨時假名，寫上麥克真正的身分。但他們並不清楚麥克本身已經有了難以復元的重大改變。

§

一年後，我替麥克看診。事實上，我們先前已經有兩次失敗的看診經驗，這次他終於走進我的診間。他第一次來看診時，我遲到了十五分鐘。前一位患者超時，而這件事造成了莫大的影響。通常只要工作人員禮貌性地道歉，患者都不介意等待，最重要的是，輪到他們看診時，他們也會有合理的看診時間。但麥克向來不願意接受延遲。道歉無法安撫他，他無法忍受不便。他和櫃台人員大吵一架。我在診間都可以聽到騷動，但由於我正在替另一名患者看診，因此無法出去了解情況。等我終於準備好要替麥克看診時，卻被告知他已經離開了。

「他說他不能等，態度很強硬，還說他要向執行長提出申訴，」協助我門診的照護服務助理告訴我。我很喜歡這位助理替我打理門診事務。她做事非常有效率，也對患者很親切。麥克居然能讓她失去冷靜，由此可見一斑。

「隨他去吧，」我嘆了口氣，繼續看下一位患者。

幾週後，我收到他的家庭醫師寄來的一封信。他們已經聽說麥克未能成功看診的事，如果我能同意再安排一次看診，他們會十分感激。他們解釋麥克自從頭部受傷後就一直過得不順遂，希望我能諒解。我又安排了一次看診，但第二次約診仍像第一次一樣以失敗告終。這次麥克準時到達，門診也很準時，但不知為何他還是離開了，而且也沒再回來。我始終不知道他去了哪裡。

麥克第三次來看診，我們才終於見到面。這一次他由父母陪同前來。

「別問我這兩個老傢伙幹嘛老跟著我，」我請他們進診間時，他笑著說。

「我們跟著進來沒關係嗎？」他母親問，看起來既尷尬又疲憊。

麥克轉頭對她說：「我已經很明白告訴妳我不要這樣，但妳還是來了。如果醫生告訴妳我是個成年人，可以對自己負責，妳會相信她勝過相信我嗎？」

我立刻陷入兩難。他都已經清楚表示不想讓父母陪同，我讓他們加入是對的嗎？我想讓

他們加入。最起碼他們可以幫忙補充麥克住在加護病房那一週的情況。說不定還不止如此，我心想。我小心翼翼地提出建議。

「也許你父母可以待在診間，好讓我知道你住在加護病房那段期間的細節？也許有些事是你不記得的？」

「你們全都是同夥，」麥克大笑，但並不是心情好的那種大笑。接著他突然轉身用手指著他母親的鼻尖，然後又指向他父親。「我准許你們進來。是我，我允許的。但只准由我發言。這裡不是你們說了算。」

我們對這項妥協達成共識。他的父母可以待在診間，但看診過程中只准麥克和我說話。在整個協商過程中，他母親彷彿隨時都可能哭出來。而麥克則是坐在椅子上向後晃，就像在董事會上伸張自己的地位。他的打扮看起來也像是要參加董事會，穿得非常正式來看診。他年輕又英俊。這種專斷跋扈的態度非常適合他。他先前雖然因為手術而剃掉頭髮，但早就長回來了，因此我從外表看不出任何頭部受傷的跡象，也沒有任何明顯的線索能讓我看出他的失能程度。事實上，他看起來一點也不像失能患者。除了在這個診間，他在任何地方都是個讓人印象深刻、甚至令人嫉妒的對象。但外表可能騙人。

麥克從外科病房出院回家後，他和家人起初還很慶幸他似乎並未留下後遺症。

「當初我們在加護病房看到他時，院方要我們做好最壞的打算。我們打電話通知所有重要的人來醫院和他道別。當時的情況就是這麼糟，」他母親對我說，邊說邊小心翼翼地看著她兒子。他讓她繼續說明，這個故事能說明他遭遇及克服了什麼樣的難關。

「他們以為我死定了。我能活著是個奇蹟。我就是一個奇蹟！」麥克說這句話時似乎十分自滿。

麥克感覺自己的狀況非常好，如果照他的意思，他出院一週就要回去上班了。柔依和麥克的家人說服他多休息一陣子。最後，他又多請了一個月的病假，並在這段時間試著查明自己究竟發生了什麼事。

沒有目擊證人。那個地區的監視錄影畫面顯示，麥克正沿著家附近的一條大馬路跑步。第二台監視器拍到他在另一條街上，然後他就消失在鏡頭外了。錄影畫面中還有其他人，但麥克並未和任何人互動。警方只能推論他可能遭到搶劫了。麥克跑步的時候習慣用手機聽音樂。錄影畫面顯示他手裡拿著手機，但他被人發現時手機已經不見了，最後也沒有找到。也可能他只是被地面沒有鋪平的石頭絆倒，結果手機被人趁機拿走，不過當月那個地方還發生了另外兩起搶案，所以他被搶的可能性最大。警方推測麥克是被人推倒，頭部撞到水泥地。不論何種情境為真，造成他腦部受創的力道足以造成大範圍顱內出血，導致麥克失去意識。

意外發生七週後，麥克回到工作崗位。公司準備了蛋糕和氣球歡迎他歸隊。「我們知道你是很難擊倒的硬漢，現在有證據可以證明這點了。」歡迎他回來的卡片上這麼寫著。麥克一開始先工作半天。這並非他的本意，他巴不得維持自己無敵超人的形象，但礙於公司規定只好屈服。麥克打算在接下來兩週證明自己的能力，並盡快恢復至平常的工作量。但實際

上，他還撐不到兩個星期就被要求先回家，等到他完全復元了再復工。他連再見也沒說就走了。當時，他還不知道自己再也不會回去了。

頭兩天麥克的同事不清楚該給他多少工作量作為暖身。他才剛從身心俱創的意外中復元，一開始回來上班想必一定會有困難？他們給麥克最輕的工作量，但他似乎還是無法達到他們的期望。他偶爾會完成工作，但大多時候他都會因為其他事情分心，開始專注在讓他分心的那件事情上，過了一會兒才終於又把注意力拉回到工作上。他的同事開始指導他，但麥克很不情願接受指導。他做每件事都像幼兒一樣熱中，因此很難批評他。最後麥克犯了一個錯，嚴重到足以威脅生意與公司誠信。公司因此要求麥克再多休息一陣子。他對這項建議的反應證明了他的確有問題。他不斷堅持自己的立場，搞到最後火藥味愈來愈濃。他提出循環論證，不斷辯解自己的貢獻以及應該留在公司的理由，直到最後他的一位朋友必須出面送他上計程車讓他回家。

回到家後，麥克似乎喪失了所有幹勁。他已經對運動和跑步失去興趣，現在他連出門的意願也沒有，一整天都在看電視。他的家人希望他回去看神經外科醫師，但麥克堅持他不需要再看醫生。來看他的朋友總是說他看起來很好。柔依覺得挫折，也難以忍受麥克最近起伏不定的性情。前一分鐘他還溫柔親切，下一分鐘馬上因為一點小事發脾氣。有一天他們一起看一部電影，他卻突然哭了起來。麥克一直是個情緒穩定的人，平常喜怒不形於色。他很少發脾氣，而在他們交往期間，柔依從沒看過他哭泣。最後她認為麥克陷入了憂鬱。

麥克的人生中從來沒有閒下來的時候，因此她擔心眼前的情況對他產生了負面影響。柔依聯絡了麥克的哥哥，請他家人勸他去看精神科醫師，或是去找他的家庭醫生看看也好。麥克的家人不願意太積極干預，不過麥克的兩位哥哥開始更常來看他，並強迫他去公園玩觸球。跟麥克的相處時間一長，他們也開始有了柔依的擔憂。他們發現麥克變得更愛吵架，但他們相信時間一久情況自然會好轉。

不過麥克的轉變也有一點小優點。大家都認為在狀況好的時候，麥克變得比以前風趣了。他向來比任何人都衝勁十足、野心勃勃。現在他則有了歡快的一面。他雖然更容易發怒，卻也更容易哈哈大笑。

意外發生四個月後，雖然有他哥哥的介入，但麥克依舊沒有恢復到足以回到工作崗位的程度，而他也喪失了回去工作的意願，甚至不再與公司聯絡討論復工事宜。他與柔依剛萌芽的戀情也告吹了。在為了一件小事爆發激烈的爭吵後，她提出了分手的要求。

大約一星期後，他回父母家參加週日午餐聚會時，大家很震驚地看到他額頭上有一大塊瘀青，手臂也有輕微擦傷。

「怎麼回事？」他母親問。

麥克輕描淡寫地解釋了這些傷勢，因此家人也沒放在心上。

一個月後，他向他母親抱怨自己舌頭痛。他伸出舌頭後，她很驚訝地發現麥克的舌頭有一側布滿了深紫色的齒痕。由於麥克依舊不願就醫，因此她去找自己的家庭醫生大致討論了兒子的問題。她的家庭醫師從未見過麥克，但也認為她的確有必要擔心。在父母的催促下，麥克的兩位哥哥和他大吵一架，押著他去看醫生。他們很幸運剛好挑他比較順從的時候帶他去就醫。但等他被推進醫師的診間時，他反而出乎大家意料變得非常多話。

聽完他的敘述後，家庭醫師說嚴重的頭部外傷可能會造成癲癇，因此麥克應該去看神經內科醫師。經過前兩次看診失敗的經驗後，麥克和我終於見了面。但這次看診並不順利。在問診還沒有重大進展前，麥克就已經轉移話題，開始和我談起他的家庭醫師，一位我素未謀面的醫生。

「下次妳見到詹金斯醫師的時候，只要對她說『大爆炸』，我保證她絕對會馬上爆笑，」麥克才和我聊了幾句便這樣對我說。

我根本不知道他在講什麼。我沒有追問，因為這件事似乎毫無關聯。

「你記得臉上的瘀青是怎麼來的嗎，麥克？」我問，試著把對話拉回真正重要的話題上。

麥克轉頭對他的父母說：「詹金斯醫師真的很懂我。我們可以一起大笑。以女性來說，她是個好醫生！」然後他又哈哈大笑，再度轉頭看我。「我開玩笑的啦，開玩笑的！不過說真的，只要對詹金斯說『大爆炸』，她就會知道妳在說什麼。妳連我的名字都不用提。」

「你家人說你在自己都不知道的情況下弄傷自己，你知道他們在說什麼嗎？」我問。

麥克仍然自顧自地說著，彷彿我根本沒有開口說話。

上。

「只要說我的名字，只要說麥克說嗨，看她會說什麼，」他說，一直執著在這個話題上。

「麥克，醫師想了解你手臂上的擦傷，」他父親說。

「噓，」麥克對他父親說。「現在是我和這位醫生在講話。」

「他不是一直都這樣，只是因為我們在場，」他母親插話。「我們來這裡的途中因為停車位發生了一點爭執，這似乎讓他不太高興。他原本好好的。」

「我們原本應該要停在我說的位置！總之，你們兩個安靜。」麥克回頭說，「我們講好的條件是什麼?!」

我們的對話始終沒有交集。我只能搜集極有限的片段資訊，其他都是些與我們討論內容幾乎無關的故事。

「麥克，你家人說你自從遇襲後就不像你了，你懂他們的意思嗎？」

「讓我來告訴你這兩個傢伙的事，」麥克用大拇指朝他的父母一比。「我父親當了大半輩子的初級律師。他老覺得自己是對的，每天都在爭辯這件事。而他的好太太，也就是我母親，則是對他崇拜得不得了，也老認為他總是對的。」

怪的是這番話反而讓氣氛輕鬆了一點。這對家長面露微笑，彷彿他們對麥克所說的一切也略有同感。

「他們覺得自己哪一點是對的？」我問他。

麥克似乎無法回答，於是立刻又說起另一個毫無幫助的小插曲。看診時間早就超過，但我依舊毫無進展。我必須做出結論。

「像你們所說的嚴重頭部外傷，有超過六成的機率會導致癲癇。沒有人看過你癲癇發作，但你描述的舌頭咬傷是癲癇非常典型的狀況，所以我想總的來說，我應該開始讓你服用抗癲癇藥物。癲癇發作是有危險性的，尤其你又一個人住，所以如果你真的有癲癇，我必須想辦法阻止。我也想做一些檢查。你能接受嗎？」

我的眼角餘光彷彿看到他的母親在點頭。有時在看診過程不順利時，你會發現自己跟家屬串通一氣，雖然你根本沒有權力這麼做。

「妳認為我有癲癇？」

「你的頭部外傷很嚴重，我覺得已經導致你癲癇發作。我想做一些檢查，也讓你開始接受癲癇治療。」

「癲癇是小孩子才會有的。」

「大人也會有。」

「我不確定自己是不是要光憑妳的一面之詞就開始吃藥。」

「如果你自己一個人在家的時候癲癇發作昏倒，可能會非常危險。我的建議能幫助你維持獨立。」

麥克同意了。我猜任何讓他有機會恢復過去生活的建議，他都會欣然接受。想必他心裡也覺得很苦。我無法想像如果自己原本工作得好好的，卻因為生病或受傷而被迫退出職場會是什麼感覺。

「我也強烈鼓勵你參加頭部外傷服務機構。我想他們可以有效幫助你度過手術後遇到的一些困難。」

麥克哈哈大笑，「我到底需要多少醫生？妳現在不就是我的腦醫生了嗎？我只有一顆頭耶，醫生！」

六個月前麥克掌管著數百萬英鎊的生意，但現在我卻連要讓他明白一個簡單的健康概念都有困難。

「也許可以一步一步慢慢來，」麥克的父親試探性地建議。麥克無視這項建議。

「好吧，那我們就說好我開始讓你服用抗癲癇藥物，以防萬一。如果我搞錯了，隨時可以停藥。我也會去調你以前的腦部掃描檢查結果來看，然後安排你做一些進一步的檢查。你覺得怎麼樣？」

「聽起來很合理。」

我叮囑了一些事情。麥克手裡拿著處方箋，一臉開心地走出去。但他前腳才剛踏出門，他母親就馬上開門溜回診間。

「真的很難……」他母親說。

「我懂。我向妳保證我真的懂，我也會盡我所能，但目前……」

麥克衝回診間，手指著他母親說：「妳打算干涉陪審團嗎，媽？」他將他母親攆出診間，毅然地關上門。

我安排了一系列的檢查。在等待麥克做完這些檢查的同時，我也收到先前替麥克治療的醫院送來的腦部掃描結果。這些掃描顯示，他的左顳葉及左右額葉都有大範圍的挫傷（也就是瘀血）。骨折、皮膚撕裂傷，這些傷都會痊癒，留下的疤痕也大多無害，但腦部則不同。腦部的癒合很差也不完全，而且留下的疤痕會產生重大的影響。

麥克回醫院做追蹤檢查。他的磁振造影檢查證實了他有大範圍的腦損傷。從他的腦電圖變化也可以看出這點，但沒有明顯的證據顯示他有癲癇。麥克的父親寫了一封電子郵件給我，告訴我麥克說他在自家公寓的地板上醒來，完全不知道自己為何會在那裡。麥克說話變得很不可靠，因此他的家人不知道他說的是真是假。有時候他會故意讓他們擔心。我和同樣替麥克看診過的心理醫師討論這個問題。我需要旁人的建議。目前我一直假設麥克有能力替自己做決定，但也許他根本不能。

「他有這個能力，但妳必須仔細而且正確地解釋所有問題。他沒辦法一次就聽懂所有事情。我覺得和他談話必須要在安靜不會讓他分心的房間裡進行。」

我認為他也需要和社工見一面，但麥克和他的家人對這項建議抱持懷疑。他們對「社工」的想法和我不同。對我來說，社工可以建議一些新方法，讓麥克在他所知的生活中保持安全，可以一個人住在他自己的公寓裡，保持獨立不需要依靠家人。社工甚至還有一些能幫助麥克重回職場的好點子。在神經學領域，由於治癒患者的方法太少，因此有時社工往往比醫師更重要。但麥克並不這麼想，我只好暫時擱置這項提案。

麥克下一次回診的時間終於到了，他卻沒有出現，這點讓我很不高興。我的祕書會在看診時間快到的前幾日打電話通知病患，以確保所有患者都記得回診。麥克在電話中確認他會來。

「答錄機裡有一通關於他的留言，」等我看診完回到祕書的辦公室後，她對我說。「他被逮捕了。整通留言我沒有聽得很懂。是他母親打的，她聽起來真的很難過。」

我撥打她留下的電話號碼，和麥克的父親通話。麥克被控在公園意圖性侵一名女子。

「他只是嚇到她了。他說他只是想和她說話，結果說了一些不太得體的話，然後似乎又不明白為什麼對方會覺得不好笑。妳也知道他長得高頭大馬，應該可以明白為什麼一個年輕小姐會被他嚇到。就我們了解，她叫他走開的時候，他就是不肯罷休。我想他應該是抓住她，不過他沒有惡意。我知道他沒有。在他被搶之前絕對不可能發生這種事。」

「當然，」我安慰他。我眼前正有一份神經精神科醫師的報告。**前額功能重度受損**。

「我很確定這點直接顯示他的腦部受損有多嚴重。額葉是控制行為及讓我們對他人有恰當回應的中樞。這是他腦傷的症狀之一，我們必須確保大家都明白這點，這樣他才能獲得幫助，而非懲罰。」

「他不能進監獄，或是留下性侵被捕的案底。」

「我們先確保所有相關人士都明白他腦傷造成的影響，並從這個角度來看這件事。我同意留下刑事案底或被關對他都是有害而無益。」

失能不僅限於生理方面。一個人可能因為腦部疾病而嚴重失能，但生理上卻毫無損傷。無形的失能對一般人而言可能很難理解。

麥克的額葉嚴重受損，而額葉主要掌控我們的執行功能，包括規劃、判斷社交情況、一心多用、舉止合乎社會禮儀等能力。我們偶爾都會有想做壞事的衝動，但額葉會阻止我們將這個衝動付諸實行。額葉能幫助我們學習並遵守規矩，也會控制性衝動。一個人或許會保有智能但喪失判斷力。麥克依舊辯才無礙，表面上看似如此，但這點反而會誤導他人。麥克看起來比他實際的情況好太多了。

額葉受損造成的無形失能可能導致生活變得十分困難又危險，因為他的判斷力變得很弱。麥克一個人在家煮飯時可能無法判斷何時必須將食物從烤箱取出，或鍋子何時會變得太燙不能碰。計劃同時做兩件事情，比如在放洗澡水的同時準備晚餐，就可能已經超出他的規劃能力，導致其中一件事出差錯。而如果真的出了差錯，他也無法迅速或適當反應。出了家門，尤其與他不熟的人相處時，社交情況對他來說可能會非常難以順利應付。麥克並不一定知道自己已經讓對方覺得不自在。

正如同運動皮質腦傷會造成肢體癱瘓，掌管執行功能的腦部區域受損也會導致失能，不過是不同類型的失能。以麥克的例子而言，他的腦傷造成個性與判斷能力大幅改變。麥克在我診間的行為，就是神經內科醫師所指的「額葉」症狀。他對周遭環境抱持著不恰當的熱情、欠缺同理心，而且無法解讀或回應他父母的憂傷。他出現固著行為，也就是重複說相同的事情，而且也十分固執。我試著改變談話內容，但他就是不願配合調整。

就算麥克在公園裡對陌生人表現出不恰當的性趣，那也不是他的錯。他的行為是腦傷的症狀。這並不是說我們要無視被他注意到的被害者所受的任何創傷，但也許讓陌生人明白麥克出現這種行為的原因會有幫助——也可能根本沒有差別。我寫了一份醫學報告寄給他，讓他交給他的律師。在此同時，我還得解開麥克莫名瘀傷和舌頭咬傷的謎團。

麥克的腦挫傷極有可能造成癲癇發作，但沒有人看過麥克癲癇發作，而他對於自己在家發生什麼事的說明又不可信。法院開庭在即，但於此同時麥克已經被警方釋放，在他父母的監督下生活。我先前一直猶豫要不要讓麥克住進遠端監測病房接受觀察，因為我不確定他能否忍受被限制的感覺，也擔心病房要如何管理。我與資深護理師討論他的行為問題，最後我們決定讓他住進來。不過，預期問題會發生也於事無補。麥克才住進來幾小時就與另一名患者發生激烈爭吵。為了其他患者及工作人員的安全，同時也為了麥克自身的安全與健康著想，大家要求我讓麥克出院。

我要求技術人員在他出院前將電極片黏貼在他的頭上。他可以戴著這些電極片回家，把集線盒放在包包裡背在身上。他的家人可以每天早上帶他回醫院，以便下載記錄的資訊及重新黏貼電極片。如果他在這段期間癲癇發作昏倒，至少我們有他的腦波圖可以研究。

「如果我們有看到任何狀況會錄下來，」他母親對我說。

「這會有很直接的幫助，謝謝。」

麥克在那一週並未昏倒。檢查結果一切正常。我們看了好幾個小時的紀錄卻沒有任何進展。這段期間我一直在想，不論他受傷的原因為何，對麥克目前的情況而言都是最不重要的事了。我陷入醫生常面臨的困境。我知道自己無法讓麥克恢復成以往的樣子。在絕望之際，我依舊試著尋找自己能幫助他改善的地方，彷彿找到和消除癲癇發作就能讓麥克找回以前的工作、前女友或從前的生活，或讓官司撤銷。但這些全都不可能成真。

§

我看過的嚴重腦傷患者大多都有類似的遭遇。嚴重腦傷是指曾經造成長時間失去意識、顱骨骨折、腦出血的傷勢，或伴隨嚴重失憶的傷害。

腦傷造成的改變通常都會讓當事人難以接受。我曾經認識一位原本是教師的年輕人，他在出了車禍後仍深信等到過最壞的情況過去，自己就能重返職場教書。他和麥克一樣，在外傷癒合後就覺得自己已經完全復元了。他已經在同一所學校教書五年，因此對這份工作十分熟悉。他把課程規畫清楚地記在腦中，但在課堂上卻失控了。他變得沮喪、難過又憤怒。經過一年慘痛的上課經驗，他才終於明白自己再也無法同時處理多個聲音。他的顳葉受損，而聽覺處理是由側顳葉負責。只要教室裡出現一個以上的聲音，就會讓他難以忍受。我們無法在診間檢測出這種失能，如果你是當事人也很難描述或理解。那位老師認為自己已經完全復元，其他人也都這麼認為。大多時候他都完全正常，直到他面對一整班容易激動又吵鬧的十六歲學生，便立刻陷入失能的狀態。

我曾經在一場會議中聽一名腦傷患者演講。他來向滿座的神經內科醫師及神經外科醫師談自己的腦傷經驗。他原先是一名倫敦銀行家，在腦傷之前是成功人士，現在卻是以新版的自己建立新生活。一場滑雪意外造成他創傷性腦出血。他發表演講的場地是一個半圓形的講堂，而他就站在半圓形正中央的講台後方。但他不明白也無法明白的是，自己整場演講都只對著講堂右側的聽眾說話。他所有的注意力都集中在講堂右側，彷彿坐在他左側的聽眾根本不存在。這是一種稱作「忽略」的特徵。中風及腦傷造成的右頂葉損傷，便可能導致一個人幾乎完全忽略左側，而且不只是忽略環境中的左側，也會忽略自己左側的身體。他的左臂彷彿不存在。他們可能外套只穿一半，另一半則放著不管。鬍子只刮一半，甚至連餐盤裡的食物也只吃右半邊。如果要提醒他們吃另一半的食物，你可能必須將盤子轉過來，讓另外半邊的食物進入他的感知領域中。他們的視力毫無問題，問題出在他們的注意力。最重要的是，與麥克的經歷類似，他們完全沒有察覺自己的失能。除非有人明確向他們指出，否則他們不會知道自己的注意力缺陷。

麥克也很難接受這點。我之所以知道，是因為他不再回診，也不回信。他無法接受自己比以前更需要接受治療。我猜想他並不認為自己被捕是生病的緣故。在麥克被捕後，我有好長一段時間再也沒見過他。我再聽到他的消息時，是他父親打電話來尋求意見。麥克非常固執己見，這是他最大的敵人。我打電話給麥克。他和我的對話有一搭沒一搭。我勸他去頭部外傷服務機構，試著針對他律師的那一面來說服他。這招似乎有效。他雖然不懂自己的行為為何惹人不高興，但他知道什麼是開庭，也知道自己處境的嚴重性。他已經看著自己的人生從指縫溜走，我再次告訴他頭部外傷服務機構會努力幫助他恢復到一定的正常程度。我知道自己說得太誇張。我真正的目的是要避免他在人生中留下刑事案底。

麥克針對頭部外傷接受了數個月的評估和專家建議後，才終於接受自己的新極限。在心理醫生的幫助下，他終於認清現實，明白自己不可能完全恢復。這也讓他開始思索如何建立新生活。在旁人的鼓勵下，相隔一年之後，麥克終於又回來找我看診。他一走進診間，我立刻就看出他的進步。他變得比較開朗。他的爸媽陪著他一起回診，這次他也願意讓他們在場。

「我能知道你的官司解決了嗎？」開始看診沒多久，我便開口問他。

「她撤銷告訴了！」麥克像個職業拳擊手一樣將兩手一拍。

「她撤回控告，」麥克的父親澄清。「雙方律師見面的時候，我也跟著一起去。我們把所有的醫學報告都帶去，雙方理性地討論。那名女子說她完全理解了，不想再追究下去了。」

「我寫了一封道歉信給她，」麥克說。

「她沒有要求這個，」麥克的父親說，「我們請她的律師把信轉交給她。」這次的逮捕事件陰錯陽差地救了麥克，迫使他去思考自從那樁意外發生後，情況變得如何。他看得出來大家對他的反應與以前不同。心理醫師幫助他了解行為與後果的關聯。她也幫助麥克的家人了解，他們不能再期望麥克恢復成過去的樣子。所有人都需要改變。

「我們只能接受麥克已經和以前不同了，」他母親說。「我們也必須習慣這點。其實從許多方面來說，他都變成了更好的麥克。他變得更風趣、更親切，而且好勝心沒那麼強了。我們看到了更多面向的他。但並不代表我喜歡他想到什麼就說什麼這一點。」

「沒錯，」他父親接著說，「如果妳想聽實話，就去找麥克吧！」

而在探究麥克神祕傷勢的原因上，也有了突破性的進展。這也要歸功於他被逮捕。由於他被迫搬回家和父母同住，他母親因而有機會目睹他癲癇發作的過程。某天晚上，麥克打電動打到一半突然昏倒。他母親聽到他倒地的聲音立刻衝過去看，結果發現他躺在地上抽搐。

診斷結果獲得證實，讓我在治療麥克的癲癇時更有信心。在此之前，我不能肯定自己開的抗癲癇藥物是否白費了。我調高了麥克的藥物劑量，看到治療發揮效果讓我鬆了一口氣。但接下來的發展很快便提醒我，對於這個變化莫測的疾病永遠都不要對治療成果高興得太早。麥克八個月都沒有癲癇發作，但後來在一個月內就發作了三次。

「他真的是連續發作，」他母親對我說。

麥克進入他父親的公司，在上司監督下工作。他一次可以做好一件指示明確的工作。交

代給他的所有工作都必須列成清單，以便他依照清單按部就班完成。他的家和職場都依照一定程序而變得井然有序且平靜，但癲癇復發打亂了這個進展。就在我要更換他的抗癲癇藥物時，癲癇復發的原因自己浮現了。麥克的血中抗癲癇藥物濃度檢查報告出爐，結果顯示為陰性。證據顯示他並未乖乖服藥。

「我以為我不必再吃藥了，」我們討論這件事時，麥克對我說。

他突然自行決定停藥。

「你必須持續服藥，麥克，」我對他說。「你腦部的疤痕不會消失，所以你的癲癇也不會消失。不過你可以不讓癲癇發作，只要你乖乖服藥的話。」

服藥成為麥克生活中必須正式列入行程表，並記錄的另一件事。「妳又沒說清楚這些藥丸的事。妳從來沒說過我必須一直吃藥，」麥克用堅定的語氣糾正我。「妳真的應該改進，歐蘇利文醫師！」他說完哈哈大笑。

的確沒錯。

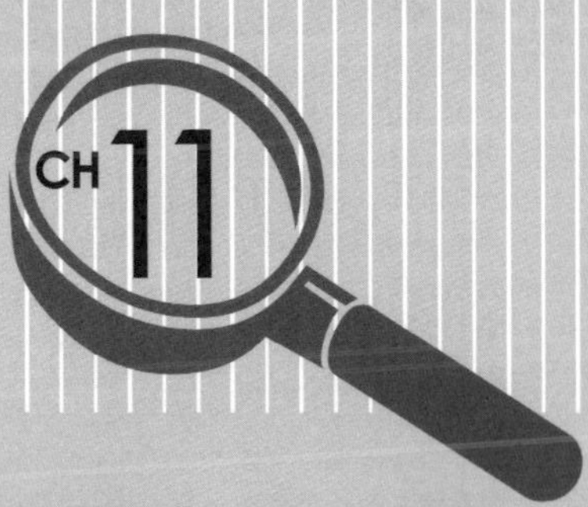

動彈不得

醫學是沒把握的科學，也是一門講機率的技術。

——醫師　威廉・奧斯勒（William Olser, 1894-1919）

一九九七年十二月十六日星期二晚上六點半，四百萬名日本兒童坐在電視機前觀賞一部卡通。那一集的名稱是〈電腦戰士３Ｄ龍〉，是當時每週播映的精靈寶可夢動畫系列的其中一集。在那集動畫劇情進行到大約二十分鐘時，知名的動畫角色皮卡丘用閃電攻擊引爆一枚炸彈。動畫師用藍色與紅色閃光描繪爆炸場景。就在此時，看節目的兒童開始出現不適症狀。有些只有輕微頭暈或噁心，有些則失去意識或嚴重抽搐。急診室湧入前所未有的大量通報電話。救護車將六百八十五名不適的兒童送往急診室，其中一百五十名兒童需要住院住療。當晚稍後一個新聞節目報導事發經過，並在報導中重播動畫片段。結果急診室的電話又再度忙碌起來……

我們都聽到新聞播報中提到：「這段動畫包含閃光。」閃光會導致癲癇發作是人們對這個病症的認知之一，這點當然正確。某些癲癇患者會因為閃光而癲癇發作。這也是剛確診罹患這個疾病的人往往不敢用電腦或坐得離電視太近的原因之一，有些人甚至也擔心超市裡閃爍的日光燈照（其實沒有這個必要）。但其實多數人根本不必擔憂。只有不到五％的癲癇患者有光敏感性，而且其中大多是兒童。在那一集寶可夢動畫播放時出現不適症狀的兒童不可能全都患有癲癇（也有報導指出原因可能是感染性歇斯底里症），但其中有少數兒童的確有光敏感性癲癇。

光敏感性是癲癇的實際特徵，卻被人過度誇大。但就像許多有關腦部的事實一樣，實情比傳言更加詭異。尤其癲癇往往又比相關傳說更奇異。

§

愛蓮娜九歲時，她母親第一次發現這個孩子變得愈來愈笨手笨腳。愛蓮娜喜歡上學，也很聰明機靈。她也喜歡跳舞。原本愛蓮娜在舞蹈上的表現一直很優秀，但突然間她開始變得動作不協調而且常跌倒。她原本做芭蕾的下蹲動作時都很優雅熟練，現在卻會跌倒。愛蓮娜出身大家庭，有兩個姊姊、一個哥哥和一個弟弟。她的父母知道自己小女兒突然變得笨拙，絕不只是前青春期暴風抽高造成。他們帶她去看家庭醫生，但醫生認為沒有問題。愛蓮娜的母親甚至請她女兒在醫生面前做芭蕾舞基本動作，希望醫生能從中看出問題。但艾蓮娜拒絕了。

「我記得當時我嚇壞了，也覺得很不好意思，」多年後，愛蓮娜講起那件事時對我說。後來證實，愛蓮娜的問題肇因極難確認。她大多時候都很正常，只有在從事活動時，例如運動、跳芭蕾舞等，才會明顯看出她不對勁。她沒有昏倒或失去意識，但會失去平衡，而且常常往側邊傾。

愛蓮娜當時年紀太小，無法真正明白自己可能生病了。然而，她爸媽看到其他較大的孩子都平安長大，因此深信愛蓮娜也會一樣。每次他們帶她去看醫生，她的表現都完全正常，迥異於她父母的預期。

等到她的狀況從失去平衡惡化為跌倒，愛蓮娜才開始擔心起來。尤其她在一個星期內跌倒好幾次，還因此被迫請假不能去上學。

「情況一度嚴重到我連走路都沒辦法。我不知道是什麼問題導致的，但我確實記得當時因此很不高興，」愛蓮娜告訴我。

由於病情大幅惡化，醫生建議愛蓮娜改看神經內科醫師，但她花了一星期才約到門診時間。到那時候，她的情況已經好轉了。神經內科醫師替她做了檢查，安排她接受一些基本檢驗。檢查結果正常，醫生因此讓她出院。

接下來的八年，愛蓮娜都處於某種循環中。她大約每六個月就會發作，在發作期間她會笨拙地撞牆，隨時都會跌倒。醫生不斷告訴她的父母，愛蓮娜只是在青春期變得不優雅又笨拙，等到她長大自然就會恢復正常。但她父母認為醫生錯了。他們很了解愛蓮娜，也看到她每一週的改變。在絕望之餘，愛蓮娜的母親甚至帶她去找另類治療師。

「他把雙手放在我頭上，」愛蓮娜對我說。「他把手放在我頭上！」

「有用嗎？」我問。

「有用的話，我還會在這裡！根本沒有奇蹟，」她回答。

她說到這裡大笑了起來，但我忍不住想她父母當時一定很著急才會走上這條路。她的母親和父親都是科學家，因此我猜想他們會採取極端的另類療法或變得迷信，一定是狀況非比尋常。

「他們最後是怎麼發現原因的？」我問她。

「是F教授做的診斷。」

愛蓮娜到十六歲時，每年都有一週幾乎臥床不起。他的家庭醫師把她轉去看許多醫生尋求醫療建議，直到找到答案為止。一名神經內科醫師請她家人把她不能走路的樣子拍下來。

「我媽把錄影帶拿去給F教授，」愛蓮娜對我說。「我記得當時我氣壞了。我不想讓她拍我，但她還是拍了。教授看了錄影帶之後說是癲癇。」

學會辨認疾病的表現，可能比檢驗結果還重要。愛蓮娜的身體檢查一切正常。她的家人拍下她突然自己摔倒在地的樣子，經驗豐富的神經科教授立刻就會懷疑是癲癇。他開始讓愛蓮娜接受治療。之後又過了八年，我才開始替愛蓮娜看診。

「過去這幾年是什麼樣的情況？」我問她，我已經知道她很久沒回去看最早診斷出她罹患癲癇的那名醫生。「妳為什麼不回癲癇醫院看診了？」

「我不覺得我得去，」愛蓮娜告訴我。

「她一直都很穩定，直到最近才又出問題，」她的父母附合。

「妳還有在吃抗癲癇藥嗎？」

「我有吃樂命達（lamotrigine），但我不確定有沒有用。」

愛蓮娜從確診之後就開始服用低劑量的抗癲癇藥物。她覺得自己沒必要每天吃兩次藥。她又沒有每天昏倒。她大約每六個月才會有短期密集的發作，感覺就像是一年得兩次重感冒，是只有在發生時才需要處理的麻煩事，其他時候則不需要擔心。抗癲癇藥並未改變她發病的模式，因此愛蓮娜並未尋求進一步治療。她漸漸地不再回去找那位神經內科醫師看診。

「那妳為什麼現在來這裡看診？」我問。

「因為發生了一件怪事。我本來在郵輪上工作，但我在船上幾乎沒辦法好好走路，到最後我只能離職。我想知道原因。」

愛蓮娜發現自己無法以舞蹈為業，因為她的平衡感太難預料了。有時她可以跳舞，但有時又不能。她還是喜歡表演和成為眾人目光的焦點，在戲劇課上也表現優異。後來她到大學修表演藝術課程。

「我想從事表演工作，」她對我說，「我會做那份船上的工作，只是為了到處旅遊。」愛蓮娜在加勒比海郵輪上擔任餘興節目主持人。但她出發的時機不好。天氣不合時節地差，海相也不佳。

「所有人都暈船了，所有的工作人員。不只是我而已，」她說。的確是如此。船上所有新進人員在啟程的第一週全都暈船。然而，愛蓮娜的問題卻與其他人不同。即使她不覺得噁心想吐了，還是無法好好走路。走在船上狹窄的走道上時，她總是在艙壁間撞來撞去。到最後她只好遞辭呈，下船搭飛機回家。

「妳撐到多遠？」我問她。

「我在聖露西亞下船。」

「不錯的行程結束地點。」

「我當時真的很失望，但我就是沒辦法在船上多待一刻。」

「聽起來妳說的似乎是平衡問題，而不是癲癇發作，」我對她說。

我請愛蓮娜站起來讓我看她走路。她走路的樣子很正常。我請她用走鋼索的方式走路，腳跟先著地再慢慢將重心放到腳尖。接著又請她用腳尖走路，然後用腳跟走路。我檢查了她的反射及肢體協調，一切都正常。

她的檢查結果正常。不過這不重要，重要的是她的病情描述。更資深的神經內科醫生已經從她的描述中聽出她有癲癇，但我就是聽不出來。癲癇性發作大多有我可以辨識的一定節奏。癲癇發作通常很短暫，持續數秒或數分鐘，就像一道短促的閃電。愛蓮娜似乎會連續數天無法走路。感覺不舒服的時間似乎持續太久，不能解釋為癲癇發作。神經內科醫師就像所有類型的偵探一樣，只要有細節聽起來不對勁，就必須質疑自己聽到的故事。我在腦中慢慢思索著其中的關聯。我不知道愛蓮娜的問題出在哪裡，但她讓我想起以前認識的某個人。

§

我在還是神經內科受訓醫師時，曾經照顧過艾蜜莉。她和愛蓮娜一樣是個年輕女子，但有時就會臥床不起。她被轉來給當時指導我的顧問醫師看診，轉診醫師在信中也提到他懷疑她沒什麼大問題。難道臥床不起也能當成沒什麼問題來打發？顧問醫師要求艾蜜莉住院接受檢查，於是我在神經科病房見到艾蜜莉。

「我大概每個月會有一次全身變得像鉛塊一樣重，」艾蜜莉對我說。「我早上醒來感覺好像有卡車壓在胸口。我的手腳就是沒力氣支撐起我的身體。」

艾蜜莉的敘述令人印象非常深刻，一開始發病的情況也同樣令人難忘。艾蜜莉十歲生日時在自家花園辦了一場生日派對。她必須和哥哥姊姊輪流舉辦生日派對，因此每三年才有一次機會，所以她非常興奮。派對本身很成功，但隔天早上艾蜜莉的母親卻無法叫艾蜜莉起床。等到艾蜜莉終於起床，她走路的樣子卻很奇怪。她母親同意讓她回床上再睡一會兒。他母親開始擔心，原本打算打電話給醫生，但後來她第二次去叫艾蜜莉時，艾蜜莉似乎已經完全復元。

之後根據艾蜜莉家人的說法，她變得不喜歡生日派對。她也討厭疲勞、運動和垃圾食物。只要接觸到這些事物，艾蜜莉就可能臥床不起。起初這種情況只持續一、兩個小時，但後來有時發作起來會持續好幾天。她和艾蓮娜一樣看過許多醫生，結果發現自己被貼上尋求關注的標籤，但這種說法讓她和她的家人都很生氣。有個醫生認為她可能對食品添加物過敏，另一個醫生認為她有麩質不耐症。大多數的醫生其實都不知道她究竟有什麼問題。

要做神經內科診斷，最簡單的方法就是根據症狀追本溯源，追查到生理結構上的某個部位。我們不應該擔心患者可能有**什麼病狀**，而應該更留意線索，據此追查症狀出自於神經系統的**什麼地方**，然後把調查的重點放在這裡。通常在檢查身體時就可以發現差別。如果患者一隻手臂無力，你就可以根據控制這隻手臂活動的生理結構途徑，從指尖追蹤到大腦來查明

原因。

但有些神經方面的問題實在太罕見又短暫，因此無法採用上述方法追查原因。這時就必須留意症狀的形態，試著聯想以前曾經聽過的病症。艾蜜莉的病徵說明，讓我的顧問醫師立刻聯想到某個類似的病症。他讓艾蜜莉住院檢查以確認自己的推測。

有少數幾種格外罕見的病症，會導致年輕人週期性癱瘓。電流活動不僅對腦部影響重大，對肌肉活動也同樣重要。肌肉的收縮與放鬆主要取決於細胞內外鈉、鉀、鈣、氯等離子的濃度差異。在安靜放鬆時，這些離子的不平衡狀態是由細胞壁上稱為離子通道的閘門來維持。通道會根據神經末梢傳達的化學訊息開啟或關閉。這些帶電的離子及其進出細胞的活動，會改變整個細胞膜的電性差異。這種離子活動是肌肉正常運作的基本要件。如果任何離子通道無法正常運作，肌肉就可能無法收縮，因此變得虛弱無力。其中一種相關病症（稱為離子通道病變）會因高醣食物導致鉀離子進入肌肉細胞內，若吃下大量醣類食物，就可能出現暫時性癱瘓。

這就是艾蜜莉的病症，是一種名為「低血鉀週期性麻痺症」的遺傳疾病。生日派對之所以讓她生病，是因為派對食物通常包含大量醣類。這種疾病極為罕見，平均每十萬人只有一人得到。

醫生在職涯中會遇見多少病患？我不知道，但很可能在艾蜜莉之後，我一輩子都不會再遇到類似的患者。然而，現在我認為在愛蓮娜的身上看到了艾蜜莉的影子。船上的某樣東西讓她生病了。究竟是什麼東西？

「妳在船上的飲食跟平常有很大的差異嗎？」我問愛蓮娜。

「沒有啊，」她說，「我知道這樣很蠢，但我就是對自己吃的東西有很多顧慮，所以對飲食非常小心。」

「她吃東西都很謹慎，」她母親附合。

「妳的工作時間很不規律嗎？」

也許她睡眠不足。還是壓力太大？

「我雖然工作到深夜，但不必早起，所以也沒有過勞。總之我覺得沒有。而且我絕對沒有壓力過大，我很愛那份工作。」

我想不通原因，也老實告訴艾蓮娜。但我願意嘗試。我安排了常規掃描與腦電圖檢查，果然如我所料一切正常。肌肉問題的檢查結果，也與艾蜜莉一樣完全正常。不過沒關係，這些檢查都只是為了建立基準，以便在症狀復發時做相同的檢查來比較。如果愛蓮娜的發作維持過去八年來的模式，那麼應該會再度發作。我要做的只有等待。愛蓮娜的走路問題一發生就會持續十天。下一次發生時，她會打電話給我，屆時我會讓她住院接受錄影監測，然後把所有檢查再做一遍。

幾個月後，我接到她的電話。我立刻讓愛蓮娜住進神經科病房。她在她父母親的攙扶下抵達醫院。我馬上看得出來愛蓮娜和我以前看到的樣子截然不同。她的腳步明顯不穩，走路時需要她父母幫忙攙扶。我請他們先放開手讓我可以比較清楚看到她的動作，但她不願意。

「我會怕，」她說。

「我會在妳身邊，必要時我會扶住妳，」我向她保證。

「不要，」她堅決地說，「妳會來不及。」

我看著愛蓮娜在父母一左一右的攙扶下走向病床，就像個活動木偶。她母親脫外套時會短暫放手，但仍隨時準備在必要時回去抓住愛蓮娜。我不知道她們是否有必要如此小心翼翼。

愛蓮娜無法站立，因此我讓她躺在床上做檢查。她躺著的時候，雙臂和雙腿都非常有力。我請她輪流用左右腳跟沿著小腿快速上下移動。我請她摸自己的鼻子，然後用手指交替摸她的鼻子和我伸出的手指。我請她假裝彈鋼琴。她站立時雖然會無力和緊張，但躺下來時則很有自信，而且動作與協調度都毫無問題。我無法解釋她對站立的恐懼。這個恐懼的影響是否大過真相？

「盡可能在病房裡走一圈，」我對她說。「如果我只能看妳整天躺在床上，幫助會很有限。」

「我會盡力，但我很怕走路。我可以請護理師來幫我嗎？」

「當然，如果妳有需要的話。妳在家怎麼上廁所？」

「我媽會扶我去。我也有便盆，晚上需要上廁所的時候可以用，」愛蓮娜不得不承認這點，看起來一臉尷尬。

「妳確定我不能請妳自己走路，讓我了解一下情況嗎？」我問她。我實在不懂這麼小心提防是要避免她發生什麼事。

「如果有必要的話……」愛蓮娜說，似乎下了決心從她原本靠著幾個枕頭的地方開始移動。經過一番遲疑，她往前坐，但一下子又向後倒向枕頭。

「怎麼回事？」我問。我無法判斷她是故意躺下，還是自己向後倒下。

「就是這樣。這就是癲癇發作，」愛蓮娜對我說。

發生的速度快到讓我無法察覺。她沒有失去意識，也沒有非自主性動作，只是像個布娃娃一樣坐起來又馬上倒回去而已。

「就當作是個開始吧，」我一頭霧水地說。「至少我知道該留意什麼了。不過記得每次發作的時候都要按警鈴，好嗎？因為發生的速度很快，所以我不想錯過。」

「好的，我盡量。」

「我會待在這裡，我來按，」她母親說。「我可以在這裡陪她過夜嗎？我真的很擔心她要怎麼去上廁所。」

被困在遠端錄影病房是最糟的住院經驗。活動範圍非常有限。病房工作人員接到通知

後，同意讓愛蓮娜的母親在非探病時間也待在病房。技術人員過來將愛蓮娜接上電線，接著我們靜靜等待。隔天早上，我進辦公室打算看前一天的錄影檔案。我一如往常先瀏覽電腦上的事件清單，看看愛蓮娜是否按過警鈴。她按了超過五十次。我按下第一次按鈕的標記，接著將影片往前倒轉幾分鐘。

愛蓮娜用我離開時相同的姿勢躺著，完全靠枕頭支撐自己，她微微看向左邊，因為她母親就坐在左側的椅子上。她們有說有笑。她看起來輕鬆又開心。在影片中我聽到有人敲門，愛蓮娜只微微抬起頭看向位於右側的房門。但她的動作才做到一半，從枕頭抬起來大約一寸的頭就再度倒回枕頭上。她母親伸手過來按下警鈴。

「可惡，」愛蓮娜說完便用手搥床。過了一會而她又抬起頭，但這次毫無困難。她和走進門查看她情況的護理師打招呼。另一名護理師聽到警鈴聲，也跟在第一位護理師身後走進病房。

「妳剛才是真的要按警鈴，還是不小心按到？」第二位護理師問。她走進床邊檢查愛蓮娜。「妳看起來沒事。剛才癲癇發作了嗎？」

「對，不過已經結束了。發作的時間很短。」

我按下電腦中下一次事件的標記。這一次，愛蓮娜背後又多墊了一些枕頭，以比較直立的姿勢躺著。餐盤桌已經推到她面前，她正準備吃午餐。我看到她將雙手放在身側，準備讓自己往前一點以便用餐。她一準備要這麼做，全身便向後倒在枕頭上。發作的時間非常短暫，只有一下子，而且沒有明顯失去意識。她再度發出埋怨的聲音，似乎覺得很挫折。等到發作結束，她再度將雙手放在身側，這一次她成功調整姿勢，開始吃午餐。

我將電腦清單上所列的警鈴通報全都一一看過，大多都與頭兩次的情況相同。其中一次略有不同，是發生在愛蓮娜試著將叉子的食物舉起來時。她叉子舉到一半，手臂就突然無力垂下。叉子從她手中滑落，掉在她身邊的床上。

我開始搜尋愛蓮娜下床時的發作情況。她整天幾乎都用相同姿勢躺在床上。我看了好幾個小時的影片，最後終於找到一次差點跌倒的影像紀錄，當時愛蓮娜正試著站起來，她似乎想上廁所，因此只好起身走動。她母親雖然陪著她，但她們似乎很緊張，因此還叫來一名護理師幫忙。愛蓮娜的母親非常緩慢又謹慎地移動她，直到她坐在床緣。護理師站在一邊，她母親站在另一邊。愛蓮娜似乎先鼓足了勇氣才試圖站起來。我再次對她們過度謹慎的態度感到訝異，但我很快明白為何要如此謹慎。幾乎就在愛蓮娜站起來的同時，她全身突然癱軟。她無法支撐自己開始向前倒，她母親立刻推了她一把讓她改變方向，向後倒回床上。最後愛蓮娜倒臥在床上。

「可惡，」我聽到她大罵。

她很明顯神智清楚，也因為上廁所的路被這樣蠻橫打斷而生氣。倒向床鋪的過程不到一秒，之後她立刻重新振作起來。接著她再度啟程，不過在此之前，她先確認了她母親和護理師都已經緊抓住她。她走了幾步到房間另一邊，消失在攝影機鏡頭外。我聽到她從廁所又發

出一聲叫聲，只能猜想大概同樣的情況又發生了一次。

等到第五十次發作時，我可以看出每次發作的情況都相同。愛蓮娜試著移動，等到她真的移動時就會失去全身的肌張力，導致她癱倒，但她的意識並不受影響。

我看著腦電圖。艾蓮娜好好沒事的時候，腦波看起來很正常。在紀錄中，我可以看到她在每次癱倒前一刻，腦電波的背景模式都會有明顯改變。這個改變並不是許多局部性癲癇發作會產生的鋸齒狀波型，而是在頭顱頂（頭頂）出現紡錘狀的小波形，既不是在左半腦也不是在右半腦，而是在頭部的正中央。愛蓮娜的發作並非傳統的癲癇發作，但腦電圖的放電波型證實了癲癇是唯一的解釋。我不應該有所懷疑的。

癲癇發作是一種特殊的疾病，可能造成功能喪失或功能過度發揮。有的患者會失去語言能力，有的則是出現非自願性的強迫多話。有的人會喪失視力，有的人則看到複雜的幻覺景象。肌肉可能僵硬或過度活躍而抽搐，也可能癱瘓和同時喪失力氣與張力。愛蓮娜就是喪失功能型的發作。她出現肌張力缺失的情況，也就是完全失去肌張力，導致支撐她姿勢的肌肉放鬆，讓她再也無法支撐自己。

肌張力是指肌肉持續性部分收縮，是我們維持直立姿勢時所必需。額葉控制許多動作。初級運動區會發出最簡單的自主動作控制指令。額葉的運動輔助區及前運動區，則與規劃及空間感知較有關聯。這兩個區域也與穩定姿勢有關。運動輔助區的癲癇發作尤其容易導致喪失姿勢性肌張力。這似乎就是愛蓮娜的問題。愛蓮娜全身的每條肌肉同時喪失肌張力，雖然為期甚短，但已足以導致她跌倒。癲癇發作只影響到她的肌張力，卻未導致她失去意識。

我看著錄影檔案時，突然想到關於癲癇發作的另一件事，就是她躺在床上放鬆時，不管是和家人聊天或看電視，都沒有癲癇發作過。只有在重要時刻，也就是她決定要移動時，癲癇才會發作。例如，有人敲門她轉頭去看的時候，癲癇就發作了。她舉起叉子時，癲癇就發作了。她試著站起來時，癲癇也會發作。她的癲癇發作都是由運動觸發，屬於反射性癲癇發作。

我接著回想到那趟郵輪之旅。愛蓮娜可以在陸地上走路，聖露西亞的沙灘對她來說也不算挑戰，但洶湧海面上搖晃船隻裡的長走道則會讓她不斷跌倒。是船隻的運動及她的姿勢性肌肉用力造成了問題。

反射性癲癇發作屬於特殊的癲癇症候群，癲癇發作會由特定的刺激觸發。光敏感性癲癇發作是最常見的反射性癲癇，而較罕見的發作只進一步透露大腦的神祕。

海珊是我認識會在進食時癲癇發作的少數患者之一。雖然他不是每次進食都會發作，但他不進食時幾乎從來沒有發作過。這類癲癇發作較常見，我已經見過好幾例這種「進餐性癲癇」。在遠端錄影監測病房，如果患者說他只有吃義式臘腸披薩的時候癲癇才會發作，我們就會讓他們吃義式臘腸披薩以誘發癲癇發作。癲癇誘發因素千奇百怪，因此不管對方跟我說什麼發作模式，我幾乎都會相信。患者告訴我們的誘發物，我們幾乎都試過，包括酒精、香水味、和另一半的媽媽吵架、透過窗簾照進來的陽光、突如其來的聲音等等。

但菲利浦對自己癲癇發作的描述還是比較特別：他聽到某種音樂就會癲癇發作。有一次他在一家咖啡廳，喇叭突然大聲播放吉他演奏的音樂，他立刻倒地抽搐。這稱之為「音樂性癲癇」。罹患這類癲癇的患者，大腦似乎無法忍受某種類型的音樂、音頻，或特定音高。有時光是想到音樂就足以引發癲癇發作。這情形與一種甚至更罕見、名為「思維性癲癇」的現象相符。試著解開魔術方塊、玩某種桌遊、試著解決某個問題，甚至出現某種想法，這些都是患者曾說過會誘發癲癇的因素。

反射性癲癇的患者大腦皮質過度興奮的區域，可能與接受特定感官刺激及從事認知或運動活動時生理上活躍的區域重疊或一致。這些區域受到適當的刺激（閱讀、思考、移動、進食），大腦皮質某個重要區域就會活躍起來，因而引發癲癇。

愛蓮娜的奇特故事會不會就是反射性癲癇的一個例子？運動導致的肌張力缺乏？答案要從觀察愛蓮娜接下來一週的生活來尋找。我繼續錄影，想看看還有什麼其他有用資訊。她癲癇發作的次數一天比一天多。等到那一週結束時，已經可以清楚了解愛蓮娜為何一年中會有整整一星期臥床不起。到了第五天，她一天發作五百次，根本動彈不得。光是到廁所的短短一小段路，都讓她寸步難行。醫院的護理師將行動式馬桶推到愛蓮娜床邊，在她需要上廁所時就按鈴通知護理師。她們會技巧性地將鏡頭轉向天花板，並幫忙將她扶到馬桶上。在我看到另一個發病模式後，開始懷疑她是怎麼完成這一小段旅程的。愛蓮娜必須改變姿勢以便坐在床緣，但她變得很緊張。她開始先做好移動的準備。在她移動的同時，癲癇也跟著發作。

但緊接在發作之後，似乎會有一、兩分鐘沒有發作的空檔，這是她完成動作的重要時機。但後來我發現愛蓮娜有時會故意讓自己癲癇發作。她先移動一下讓癲癇發作，然後在發作後的平靜期，她就能做任何她真正必須做的事，例如舉叉子到嘴邊、移動到行動式馬桶上、讓自己在床上用比較舒服的姿勢躺著等等。

在愛蓮娜跟她父母走進病房時，我曾經懷疑他們如此小心翼翼的態度是否真的有必要，但不久後我就為了懷疑她而內疚。她的恐懼十分合理。隨著她癲癇發作的次數增加到一天一百次，很顯然如果她不格外小心就會受重傷。她從未失去意識，發作的時間也非常短暫，但這種完全喪失運動控制的情況會導致她十分容易受傷。有一次我看到她拿起三明治送到嘴邊咬下，就在此時她全身突然癱軟。她向後倒下，正好倒在枕頭上。她的雙手垂落在身側，但三明治依舊在她嘴裡晃動。她母親雖然大多時候都待在她的床邊，但此時正好視線離開她一下。後來她及時轉身扶住麵包，直到愛蓮娜恢復到有力氣繼續咬下那口三明治，然後咀嚼吞下。另一次是有一碗湯放在愛蓮娜面前的餐盤推桌上，而她卻突然向前倒。她的臉撞到桌子，離湯碗只有幾公分的距離。她的額頭破皮，但還是十分慶幸自己逃過被燙傷的命運。經過這些意外，她在用餐時便接受更密切的監督。

等到那週結束，愛蓮娜根本完全沒想過要試著站起來。

「我覺得我們需要做一些緊急處置，」我對她說。

癲癇重積狀態會導致泛發性僵直震顫抽搐，造成發病患者立即死亡的危險。如果急救藥物無法讓癲癇發作停止，患者就必須送到加護病房，讓肌肉進入癱瘓狀態，並將大腦麻醉以抑制癲癇發作，患者的呼吸也會改由呼吸器接管。但癲癇重積狀態也可能是一連串的小型癲癇發作，患者在每次發作後無法完全恢復。愛蓮娜並未失去意識，因此她的癲癇發作並不像持續抽搐那樣會危及性命。但是每天發作這麼多次也算是癲癇重積狀態，因而也十分值得擔憂。

「我想提高妳抗癲癇藥的劑量，看看我們能不能把情況控制住，」我對她說。

過去愛蓮娜幾乎完全動彈不得時，她都沒有尋求治療，只等著問題消失。我無法贊同只是眼睜睜看著她每天癲癇發作這麼多次。我希望用藥物結束連續發作，但愛蓮娜猶豫了。

「我不確定自己是不是想吃更多藥，」她對我說。

愛蓮娜多年來一直持續服用低劑量單一藥物，但根本無效。

「妳或許逃過了數百次癲癇發作可能造成的傷害，但妳不可能每一次都這麼幸運。我擔心這麼多次癲癇發作可能會對妳的腦部造成損害。」

通常處於重積狀態的患者都意識不清，他們的生命危在旦夕，因此必須施予緊急治療。但愛蓮娜意識十分清醒，也能和我理性對話，討論該如何繼續治療。只不過她臥床不起，只能仰賴便盆和持續的監督。這情況對我們兩人而言都很不真實。我再次請她考慮服用急救藥物。她同意了。

我先給她調高劑量的藥錠。癲癇依舊持續發作。看到情況不但沒有改善反而惡化，我開了三十分鐘內打完的靜脈注射劑。這類治療應該在幾分鐘內就會見效，結果毫無效果。技術人員和我每天都在計算癲癇發作的次數，目前維持在每天一百次的頻率，而且發作的情況都相同，就是愛蓮娜只要想移動，就會像個布娃娃一樣完全癱倒。

愛蓮娜住院治療並不成功。癲癇診斷不但已經確認無誤，還有了更進一步的確認。我可以推測癲癇發作是源自運動輔助區，但知道這點也無助於改善她的病情。事實上，這次連續發作的時間比她先前經歷得還久。就像對許多癲癇患者一樣，我必須在沒有全盤了解問題的情況下治療愛蓮娜。她腦電圖中的放電是證明她腦部有問題的唯一證據。這雖然是癲癇的證據，但我們無法進一步確認放電位置，腦部掃描檢查結果也顯示正常。我只能根據先前觀察到的種種，以及跟文獻中類似病例報告的比較結果，繼續治療她。

賓州一名十六歲的少年會因為爬繩、伏地挺身、跑步和多數的運動，而引發單側手臂與腿部僵直。他的所有檢查結果都正常。癲癇只是假定的診斷結果，但他接受治療後情況仍未好轉。一名十六歲的義大利青年因為手指的動作而出現單側手臂僵硬：在口袋裡掏銅板就會導致發作。掃描顯示他的右額葉某個區域可能異常，癲癇藥物成功控制住他的發作。倫敦一名三十五歲的男性只要做伸展運動就會引發單側肢體僵硬與抽搐，而心理壓力與情緒窘困也會導致情況惡化。藥物治療對他無效。經過探查手術發現，左額葉的運動輔助區有疤痕組織。切除疤痕後，他出現暫時性右臂無力，但從此癲癇再也沒有發作。

我所知的病例中，已經沒有其他人與艾蓮娜的癲癇類型相似。即使癲癇類型相似，每個

患者對癲癇的體驗也會不同，而且對藥物也有截然不同的反應。愛蓮娜和我都是邊做邊學。我試著找出適合她的療法，她則是讓我明白一個人要如何克服如此奇特的失能，奇特到連治療她的人都不知道該給什麼建議。愛蓮娜知道相關危險，也知道如何避免。她接受無可避免的癲癇發作，並盡可能把握腦內風暴的平靜期做事。她學會哪些東西可以放心吃，哪些熱食則必須在有嚴格監督的情況下才能放在她身邊。

過了一陣子，我們所有人都明顯看得出來治療毫無進展。

「我覺得那些藥反而讓我的狀況變得更糟，」有一天愛蓮娜對我說。

「抗癲癇藥物可能會導致癲癇發作惡化，」我同意，「但我覺得我們不能就這樣停藥袖手旁觀。我覺得我們必須繼續嘗試新的療法，希望下一種療法能見效。」

愛蓮娜雖然經過勸說同意接受治療，但顯得愈來愈不情願，而他的父母則是更不情願。某天我看到護理師請愛蓮娜試著在椅子上坐一會兒。長期臥床可能導致愛蓮娜面臨褥瘡及血栓的風險。她必須走動一下，或至少改變一下姿勢。我知道愛蓮娜十分害怕移動，也很需要他人的支持。就在我觀看的同時，我發現光是在計劃移動的階段，連移動都還沒開始，她的癲癇就已經發作。光是計劃移動就已經影響到運動輔助區。根據我看到的情況，我開始擔心愛蓮娜如今對每個動作的恐懼與焦慮程度，已經導致她的癲癇發作惡化。我想到一名男子的病例報告，他因為精神上的痛苦導致癲癇病情惡化。我心想自己是否導致她的病情惡化，但不是因為用藥問題，而是這次住院對她造成壓力。

我決定採取不同的做法。我同意停用癲癇藥物。她很開心，終於如願以償了。究竟是不是抗癲癇藥物導致她病情加重仍有待商榷，但藥物治療確實並未讓她的病情好轉。我開始將重點放在她對動作的恐懼與預期，因為這似乎與動作本身一樣會導致癲癇發作。我請物理治療師試著帶她走路，希望她能重拾自信。我也請精神科醫師解決她對走路的恐懼。雖然她的恐懼的確合理，但也會拖累她的復元速度。

愛蓮娜原本只打算住院七天接受遠端錄影監測，結果最後她住了七個星期。我所做的一切，包括藥物治療或心理治療，都沒有任何正面效果。這想必是她有生以來最長的連續發作。最後似乎只有時間能讓她的情況好轉。隨著這次的發作週期逐漸接近尾聲，發作的次數愈來愈少。我們都同意，這並不是因為我做的任何事才好轉，而是儘管我做了這些事，她的病情仍舊好轉。我知道愛蓮娜和她的家人都認為，我給她抗癲癇藥物導致她病情惡化。我同意我害她病情加重，但我認為原因出在我過度關切發作造成她精神焦慮。如果運動、進食、閃光、音樂和某一種念頭都會觸發癲癇發作，當然預期和焦慮也可能會造成這種影響。

上述一切都發生在十多年前。雖然我失敗了，但愛蓮娜仍繼續找我看診。我不只一次擔心自己為她所做的一切都是錯的，因此想將她轉介給其他專科醫生，或與他們討論她的病例。目前為止沒有人想出解決辦法。我提供的治療無論效果多差，都是目前唯一的辦法。

不幸的是，愛蓮娜的病情惡化了。她的癲癇發作不再僅限於一年兩次的密集連續發作。她的癲癇開始自己發作，而不只是隨動作發生。這表示放電已不再局限於額葉的一小塊區

域，而是找到途徑擴散到全腦。

我不斷重新調查與重新評估。大約在二〇一四年發生了一件事，帶來了一絲戲弄人的曙光，讓我誤以為有希望改變。新一代的磁振造影掃描機終於檢查出愛蓮娜的腦部有一處異常。有一顆先天性的良性腫瘤恰好就長在運動輔助區。我們一直懷疑是這個區域出問題，但現在情況終於昭然若揭，這顆腫瘤也正好符合她癲癇起源的推論。找到癲癇發作的原因並不等於能治癒癲癇，而是開啟了途徑。找到證據讓人鬆了一口氣。

這個發現讓愛蓮娜和我踏上一段漫長疲憊的旅程，期望透過手術切除腫瘤而治癒她的癲癇。磁振造影結果和臨床推論完全相符。判斷患者是否適合手術治療的兩項首要條件，就是確認癲癇症的起源處，並確定手術的目標區域並未位於重要的腦部區域。

愛蓮娜做了功能性磁振造影掃描檢查，檢查時請她右手輕敲、接著右腳輕敲，以確認她的腦部活動。掃描顯示血流集中到腦部控制手腳的區域。腦部活躍的區域顯示控制腿部運動的區域與腫瘤近得危險，幾乎與腫瘤重疊。我與外科醫師討論這個問題，她認為手術或許可以治癒愛蓮娜的癲癇，但可能導致一腳癱瘓。她可能從因為某個原因坐上輪椅，變成因為另一個原因坐上輪椅。

愛蓮娜一直都很勇敢又正面積極，她同意接受顱內腦電圖檢查以更完整了解相關風險。外科醫師打開愛蓮娜的顱骨，將多個消毒過的電極片直接放在愛蓮娜的腦部表面，包括腫瘤上及四周區域，接著用球狀滅菌繃帶將愛蓮娜的頭部包紮起來。電線從繃帶下方暴露在外的腦部延伸出來，愛蓮娜就這樣回到遠端錄影病房繼續接受監測。

「我討厭這樣，」我去看她的時候，她說，「我不習慣生病。」我覺得自己的心跳漏了一拍。愛蓮娜這番話似乎證實了我一直以來對她的看法。她的癲癇每天都發作，生活必須因此大幅改變，但她並不覺得自己是病人。她接受自己有癲癇，但癲癇並不能代表她這個人。

愛蓮娜辭掉郵輪的工作後返回英國，曾經在餐廳裡工作。她不贊成停止工作。她喜歡認識新的人，也很容易交到朋友。在她狀況好的時候，她喜歡這份餐廳的工作，因為這很適合她喜愛交際的個性。但等到她的上司發現她有癲癇後，愛蓮娜就覺得自己遭到質疑。

「當時我的癲癇還沒那麼嚴重，」她對我說，「但我覺得他們一知道這點之後就想開除我了。某天他們看到我跌倒，就再也不信任我了。」

某天愛蓮娜端著一個熱盤子，腳下一個踉蹌差點就將食物撒在旁邊的顧客身上。愛蓮娜知道癲癇發作是什麼感覺。她早上一醒來就能知道自己當天的狀況會不會很糟。如果發生這種情況，她就會避免跑外場，要求轉去做其他工作。事發當天她知道自己並不是因為癲癇發作才跌倒，但餐廳經理依舊把她叫去開會，並建議她可能辭職會比較好。愛蓮娜必須努力爭取才能繼續留下來工作。罹患癲癇，即使沒有發作，就已經對她的生活造成威脅。她已經學會接納這個疾病的不確定性，但其他人並不一定會這麼做。

一年後，愛蓮娜決定辭職。她的癲癇發作頻率愈來愈高，她知道自己不安全。她努力找其他工作，討厭賦閒在家，後來她成為兒科醫院的表演志工。她很愛小孩，可以坐在遊樂場裡陪小孩開心地玩上好幾個小時。

「我不能抱孩子，或追著他們跑，但一定會有護理師和其他工作人員幫我做這些事。」

愛蓮娜時不時就會想到生小孩的事。她一直搖擺不定，雖然想生孩子，也對這樣的未來有所憧憬，但想到自己該如何適應這種生活又感到恐懼。

過去兩年愛蓮娜的癲癇發作變得十分頻繁，她必須有人攙扶才能走路。她隨時都需要有人在身邊扶住她。我希望愛蓮娜改坐輪椅，至少這樣可以確保她的安全。但她擔心自己一旦坐上輪椅，就再也無法走路了。

「反正我坐在輪椅上還是會發作，所以也沒辦法自己推輪椅。必須要有人幫我推，搞得我好像殘障人士一樣。」

不論坐不坐輪椅，愛蓮娜都需要有人陪在她身邊。不論她走路有多危險，但能夠走路可以讓她對自己的生活維持一定的控制與正常。

不過她也曾發生一些意外。有一次，愛蓮娜跌倒撞破了一扇玻璃門。整個過程她的神智都很清醒，因此眼睜睜看著自己撲向玻璃，感覺到玻璃被自己撞碎。她就這樣倒在碎玻璃堆中，頭髮、衣服裡都有碎玻璃，卻奇蹟似地毫髮無傷。她站起來，拍掉身上的碎玻璃，沒有因為這次的事件而膽怯。

她在度假時還發生另一次千鈞一髮的意外。當時愛蓮娜穿著比基尼在海灘上擺姿勢給她人面朝下撲倒。

姊姊拍照。她姊姊雖然可靠又忠誠，但終究是人。真正的原因她們倆現在都已經忘了，但當時她姊姊的視線短暫離開了愛蓮娜。愛蓮娜站在水深及腰的地方，結果突然癲癇發作，整個人面朝下撲倒。

「整個發生過程我的意識都很清楚，但我就是控制不了自己的身體。我的頭泡在海裡，也被嗆到海水，覺得自己快淹死了。」

站在附近的一名男子及時發現她的情況，將她的頭抬出水面。一分鐘後，她若無其事地走上岸。

「我還以為自己要死了。」

現在愛蓮娜、她的家人和朋友，都必須隨時保持百分之百警覺。愛蓮娜開始戴安全帽，而且很少單獨一個人。除非身邊有人看著她，否則她不敢進食。即使她的狀況很好，也都坐在階梯上慢慢上下樓梯以防萬一。

通常患者都是在別無他法的情況下，才會同意接受顱內腦電圖檢查來確認自己是否適合接受手術治療。

電極片放入她腦中後，我去病房查看她的情況，結果嚇了一大跳。她看起來糟透了，一邊臉頰似乎腫了起來。我大可以觸碰那些直接連接到她腦部的電線。大腦沒有知覺，所以她不會感覺到電極正在記錄她的腦波，但她可以感覺到麻醉藥退了之後的影響，以及顱骨被打開後的衝擊。

「我已經發作好幾次了，」她說。

「我知道。外科醫師今天稍晚會拿掉那些電極片。」

「妳多快能確定我能不能動手術？」

「恐怕還需要幾個星期才能確定。我們必須再召開一次跨科別會議討論所有的檢查結果，這次的檢查紀錄也會納入考量。」

「我的人生都停擺了。為什麼非得拖那麼久？」

愛蓮娜仍在等待自己的病情好轉。她始終相信自己一定會好起來。

一星期後，我們召開了會議。腫瘤的範圍不確定，掃描的圖像並未顯示明確的腫瘤邊界，推測腫瘤應該長到了掃描可見範圍之外。我們看到的只是冰山一角。顱內電極片顯示，癲癇放電開始的區域與腿部運動區近得危險。這顆腫瘤最遠延伸到初級運動皮質區的某些地方，因此只能切除部分腫瘤，至於這麼做是否有效仍有待商榷。愛蓮娜在這次討論後與外科醫師見面。

「她說我不能動手術，」我下一次替愛蓮娜看診時，她告訴我。「我現在還能走路，但如果我動了手術兩腳就會癱瘓，到時候我就再也不能走路了。而且手術成功的機率只有兩成。我說不定動了手術之後不但得坐上輪椅，而且癲癇發作的次數還是跟以前一樣多。」

愛蓮娜不太高興，但只有一點生氣。我們花了兩年的時間做掃描檢查、討論，還做了侵入性腦部檢查，最後才發現外科手術對她來說風險太高。

「真抱歉，」我說。

「我知道妳是想幫忙。」

「醫療的技術每天都在進步。未來也許會有更安全的手術方法。」

我覺得自己必須給她些什麼，比如說一絲希望。愛蓮娜每天都發作上百次。

「我會等下去的，因為我只能等，不過拜託，我暫時不想再嘗試任何新療法了。不要吃藥，不要手術，什麼都不要。」

「好的。」

醫者的省思

人生苦短，學海無涯。

——希波克拉底（公元前四六〇年至三七〇年）

在我還是菜鳥醫生時，有段期間只要傳呼機一呼叫我去加護病房，我就開始緊張。我知道呼叫我的原因一定跟瑪莉恩有關：幾星期來每一次呼叫都是說瑪莉恩有危險了。我並不是唯一害怕聽到瑪莉恩名字的菜鳥醫生。我猜就連顧問醫生也怕聽到她的名字。目前為止，他建議的每一種療法都無效。瑪莉恩的癲癇依舊持續發作。我們給她大量藥物，但從她的大腦反應來看，那些藥物彷彿和清水一樣無效。

瑪莉恩是一家地區醫院的資深護理師。在她生病前，我從未見過她，但我聽說她是個聰明的女性，個性和藹可親又率直。多虧有她管理，三十床的內科病房才能順利運作。她為人認真又公平。她開始出現憂鬱的徵兆時，凡是熟識她的人都覺得十分訝異，因為這太不像她了。

問題大約從我第一次替她看診的兩個月前開始出現。瑪莉恩的同事發現她變得沉默，而且有社交退縮的情況。她多次在病房因為遭到患者挑釁而哭了出來，但平常她都是冷靜理性勸說的那一方。

問題迅速惡化。情緒低落開始與過度熱情的情況交替出現。她會滔滔不絕，還出現浮誇又不切實際的念頭，想擴大病房的工作規模。她也開始大量飲酒，常在下班後就呼朋引伴，找人和她一起到醫院對面的酒吧喝酒。

滿心疑惑的同僚直到她開始出現幻覺才建議她就醫。她一開始是聽到聲音，說有人一直對她竊竊私語。接著她看到老鼠和蛇。聲音只是讓她不高興，但視覺上的幻象則是嚇壞她

了，並導致她情緒激動。熟識她的朋友逼她去看家庭醫師，她反而因此生氣。她就是無法理解自己的所見所聞都是假象。

有一天，瑪莉恩在工作時講個不停。一位朋友兼同僚試著讓她知道她有問題，但她反而因此與對方吵了起來。爭吵到最後，她打了那位朋友一巴掌，變得無可控制地激動和失常。她在走道上來回走動，沒有人能接近她。最後瑪莉恩被一名保全人員和兩位朋友帶去急診室。精神科醫師替她診療後，說她是急性精神錯亂。她被強制就醫，送進有安全人員戒護的精神科病房。

精神科團隊從一開始就認為瑪莉恩的精神錯亂不尋常。她在發病之初病勢就很凶猛，連她的智力似乎都受到影響，尤其記憶力受影響最大。她不認得自己熟識的人。醫師於是安排她做腦部電腦斷層掃瞄，但結果一切正常。藥物篩檢與血液檢查結果也都正常。她開始服用抗精神病藥物。藥物雖然讓她冷靜下來，卻無法改善她的幻覺。

過了幾天，醫護人員留意到她出現抽筋的情況。她的臉部和肩膀會間歇性抽動，每小時都會臉部表情扭曲和過度換氣好幾次。她變得焦躁不安，無法靜靜坐好。於是，他們請了神經內科醫師來會診。就在病房人員等著神經內科醫師前來時，瑪莉恩突然倒地癲癇發作。

精神病院離當地的內科醫院有數公里的路程。院方叫了救護車，急忙將瑪莉恩送到急診部門。在等待救護車及送醫的過程中，瑪莉恩反覆癲癇發作。她全身會週期性抽搐，然後停止，接著又開始抽搐。急救人員及後來急診醫師給的藥物都不見效。瑪莉恩被轉送到加護病房。到了加護病房，腦電圖證實她正處在持續性腦內風暴造成的癲癇重積狀態。醫生給瑪莉恩注射丙泊酚（propofol），也就是一種鎮定劑，以便抑制癲癇發作，並讓她維持深度麻醉。瑪莉恩被接上呼吸器，血壓也透過藥物控制。

瑪莉恩最後在加護病房住了六個月。她只要一停用鎮定劑就會癲癇發作。醫生加了一種又一種的抗癲癇藥。最後癲癇發作的頻率終於降低，但始終不清楚究竟是藥物生效，還是潛在疾病的影響逐漸消失。無論如何，瑪莉恩並未因此出現重度失能的情況。

瑪莉恩在住院期間做了各種現有的檢查。她第一次的磁振造影掃描顯示為正常，但後續的掃描則顯示左右顳葉都有腫大的情形。她作了腰椎穿刺檢查，想從包覆腦部的腦脊髓液中尋找線索，結果有輕微的發炎反應。她於是被診斷為邊緣系統腦炎，表示顳葉內側表面的雙側邊緣區域都發炎。但這比較像是對問題的描述而非解釋。

皰疹病毒有可能導致腦炎且好發於顳葉，她因此接受相關治療。但她的血液及腦脊髓液的皰疹感染檢查都呈現陰性，抗病毒治療也沒有效果。瑪莉恩甚至還做了腦部切片檢查。外科醫師從腫脹的右顳葉切下一部分腦組織，但病理學家表示腦組織正常。

「他一定是選錯地方切片了，」我們斷定。

瑪莉恩住在加護病房期間，我時常被叫去看她。有時她會臉部抽搐，沒有人知道她是不是癲癇發作，但她的鎮定藥物劑量通常會因此調高。有時候她則是因為治療而出現併發症，包括尿道感染、胸腔感染、過敏反應、便祕、腹部鼓脹等等。

麻醉醫師盡可能時常試著讓她甦醒。通常我也會在場。鎮定藥物的劑量慢慢調降。有時停藥後她會完全清醒，但她清醒時會拉扯身上的管子和靜脈注射導管。護理師必須壓制她。如果運氣好，她可以有一、兩天不用施打鎮定劑。但好運不會一直持續，癲癇又開始發作。通常即使在狀況好的時候，她也無法拔掉呼吸器。丙泊酚的劑量一調降，她的臉部就開始抽搐，直接回到泛發型抽搐的狀態。

我很不喜歡被叫去看瑪莉恩。她和我年紀相仿，生活也和我類似。她讓我覺得生命脆弱。我不知道能為她做什麼，也覺得自己無能為力。

「妳覺得她現在是癲癇發作嗎？」只要瑪莉恩的臉部開始扭曲或抽搐，加護病房的護理師就會問我。

我不知道。

最後瑪莉恩終於清醒了。癲癇重積狀態結束，但還是會偶爾發作。她從加護病房轉到重症護理病房，再轉到內科病房，最後轉到復健科病房，總共住院將近一年。這場病讓她整個人消瘦，左右顳葉都出現疤痕。她的海馬回萎縮，還喪失大部分的記憶，每個來探望瑪莉恩的人都必須清楚自我介紹。對於新認識的人，除非每次見面他們都自我介紹一次來加深她的記憶，否則她不會記住。

瑪莉恩的職涯就此畫下句點。她學習新事物的能力幾乎消失。她變得格外焦慮且喜怒無常，一點小事就會讓她不高興或感到挫折。過去那個掌控大局的冷靜女子已不復存在。對於認識瑪莉恩的人而言，最讓他們難過的原因之一就是，他們都知道瑪莉恩過去的模樣。我去復健科病房看她的時候，發現病房裡擺滿了她過去的照片。他的家人將這些照片放在這裡，希望能讓她恢復到某種程度的正常。但事與願違。她的大腦已經受損，情況不可能改變。

有一次我被呼叫去檢查瑪莉恩時，她很得意地給我看她畢業典禮的照片。照片裡的她穿著護理師制服。

「妳知道我以前是護理師嗎？」她對我說。「我在聖克里斯多福醫院負責管理內科病房。」

當然我已經知道這點。但我覺得瑪莉恩提醒的不是我，而是她自己。

§

過去二十年來，我見過許多患者經歷了與瑪莉恩極為類似的病程，多數神經內科醫生都有同樣的經歷。患者通常都很年輕，雖然並非一定，但通常都是女性。她們會突然出現嚴重的癲癇發作、精神問題及顳葉發炎。

多年來，沒有人知道是什麼原因導致這些年輕人出現嚴重且不可逆的腦損傷。許多像瑪莉恩一樣的人，生活變得面目全非，甚至失去性命。後來在二〇〇七年，一項科學發現終於能解釋這種邊緣系統腦炎的肇因。他們發現了抗NMDA受體抗體（NMDAR ab）。甲基天門冬酸受體（N-methyl D-aspartate receptor）存在於腦部，是控制離子進入細胞的閘門。這會影響細胞的電興奮性。NMDA受體會保護神經元的健康，因此對記憶力影響深遠。抗體是身體製造來對抗病毒等外來病原體的一種蛋白質。NMDA受體抗體是一種自體抗體，這種抗體不會攻擊外來入侵者，反而攻擊身體本身的NMDA受體。NMDA受體抗體是近期發現的數種抗體之一，已知會導致像瑪莉恩那樣危及性命的腦炎。

這項對邊緣系統腦炎機轉的發現已經造福許多人。有些人是因為潛在腫瘤，尤其是卵巢腫瘤而產生這種抗體。只要找到腫瘤並予以切除，這種抗體就會消失。然而，並不是每個人都能找出這種失控抗體出現的原因。如果患者沒有腫瘤，那麼治療方法就是抑制免疫系統。及時診斷與治療給了像瑪莉恩這樣的患者復元的希望，這是在二〇〇七年以前絕對沒有的。

大腦仍是一個神祕的器官，腦部病變也一直十分棘手，但還是有一些進展。神經科學開始慢慢解開謎團。不過，在臨床神經醫學的實踐上，大量的科學發現對治療患者的前線醫師而言，貢獻仍十分有限，因為科學發現還需要很長一段時間才能轉化為實質上的幫助。腦部病變仍可能和以往一樣無法醫治，我們也還沒有能力恢復已經喪失的功能。不過我們從健康腦部所學到的一切都能提供一些洞見，讓我們明白腦部出問題的原因。

未來將會有大轉變。二〇一三年，「人腦圖譜計畫」（Human Brain Project）啟動。這項合作計畫的目的在於集結全球各個神經科學領域的研究人員，以期加快進展。研究的其中一個面向就是創造「大腦」（Big Brain），也就是一個高解析度的人腦立體圖譜，是二十一世紀版的布洛德曼分區與潘菲爾德的皮質矮人。這張圖譜是根據一名六十五歲女性的大腦分區所繪製，這名女性是因非神經方面的疾病逝世。科學家將她的大腦切成二十微米厚的切片（一微米就是千分之一公釐），每一片切片都經過染色與照相處理。接著依據這些切片建構「大腦」。磁振造影的解析度可以到一公厘，因此「大腦」可以製作出比以往更詳細的「大腦」放大圖。

當然，我們最迫切需要的是療法。最近期的一些發現也許可以讓我們達成目的，而遺傳學或許是最有希望的領域。如今我們知道基因的啟動與關閉可能受到外在因素影響。如果可以把這點運用在醫療上，或許就能在疾病發生前加以預防。神經可塑性也是大家高度關注的研究領域。由於大腦有能力建立新的連結，我們只需要了解如何提升這個能力，或許就能開啟復元之門，甚至連嚴重腦傷的人也可能受惠。

未來想必也會有新的手術方法。也許腦科手術很快就會跳脫目前已知的形式。電腦化定位系統已經可以讓外科醫師鎖定腦部極特定區域，以盡可能縮小手術範圍。而目前正在開發的最低侵入性技術，或許很快就能讓外科醫師在不開顱的情況下動手術。電腦導引雷射、熱能或超音波，可以用來破壞有病變的腦部區域，同時確保四周健康腦組織不受影響。

更令人開心的是機器人的發展，這是科學將其對正常生理機制的了解加以運用的實例。大腦透過電子信號傳送訊息，腦部操控的義肢可以利用這些信號，讓使用者同時移動義肢並偵測感覺。看到機器人運用於實際用途，可以說是一項奇蹟。

每次看到新發明問世都令人興奮，但我的樂觀總是有一定的限度。每一次的門診及病房

巡房，都給了我數個理由認清現實。這些進展大多都集中在我們對大腦運作的基本原理、腦部發育及組織的認識。但這些發現短期內仍難以套用至實際應用上。如多發性硬化症、癲癇、帕金森氏症、阿茲海默症、自閉症、思覺失調症及其他許多疾病，都沒有有效的療法與預防方法，光這點就足以讓人十分清醒了。

有時，我忍不住覺得對許多患者而言，我根本幫不上忙。我花了好幾年才找到導致奧古絲特逃跑型發作的腦部病灶，而即使找到了病因，我還是治不好她。她的癲癇發作情況，只比我們初次看診時改善一點。如果有人問起，我想我會說我對她毫無幫助，儘管我知道奧古絲特並不這麼認為。過去二十年來，醫學的長足進展以及對疾病與療法的重視，讓我覺得只有每次都做出正確的診斷，讓所有的患者病情好轉，我才算是盡到本分。但對一個治療腦部疾病的醫生而言，上述兩件事都不可能做到。然而，雷、麥克、愛卓恩和其他患者全都感謝我所提供的協助。即使我提供的協助始終沒有效果，即使我提供的協助反而導致他們病情惡化，他們還是感激我的努力。這點每次都讓我訝異，因為我老是忘了我的工作不在於治病，而在治人。行醫遠不只是扭轉情勢的步驟而已，遠不只是治癒患者這麼簡單。

現代技術的問世與醫療進步的確令人欣喜不已。但在神經內科，診斷的主要依據仍舊在於患者病情描述的箇中意義與細節，在於與其他患者的比較，在於直覺。在探索腦部時，個別患者的貢獻依舊與各種掃描檢查一樣重要。歷史上的重大腦科發現通常歸功於幾位特定的患者，包括費尼斯·蓋吉、阿棕、亨利·莫萊森等人。這點始終沒有改變。提供「大腦」的是一名女性，她在世時絕對不知道自己死後會產生如此重大的影響。或許將來對神經科學家而言，她的姓名會和前述其他患者一樣重要。也許目前我們無解的所有問題，都會有一位患者（患者本人，而非他的掃描或血液檢查結果）等著為我們提供解答。

我每天都從患者身上學到東西。本書收錄的許多患者故事，在我第一次聽到時，對我而言都是無解的謎團。我的神經學教科書沒有一章能幫我解釋愛蓮娜的奇怪症狀。我用來了解她病情的方法，和十九世紀醫師所說的臨床構造方法別無二致。傾聽、觀察和時間，就是我的診斷工具。但至少我從愛蓮娜等患者身上學到了關於癲癇與腦部構造學的知識。不僅如此，他們還讓我明白了何謂強韌，以及在面對各種挑戰時如何過好生活。

我們對腦部的知識依舊有許多不足之處，甚至連基本問題都仍懸而未決。我們仍舊不知道自己為何要睡覺、作夢的目的為何。我們不知道大腦如何創造智慧或意識，也不知道自由意志是如何產生。我們還卡在建構初步的雛型，離這些更大的問題的答案還很遠。至於我的角色，我甚至不確定自己是否希望找到每個問題的答案。如果我們徹底明白了大腦如何運作，接下來我們會成為什麼？只是精密的電腦嗎？可以重新編程的機器？對於所有答應讓我在本書中訴說他們故事的人，我想找到治癒他們的方法。未來我想知道如何預防疾病。對我來說，這種進展就已經足夠。我不需要徹底了解人類的種種；光是觀察就夠了。不過當然，我不需要擔心，因為我們離那一步還差得遠呢。

謝誌

首先由衷感謝所有同意讓我在本書講述他們故事的好人。你們的寬厚與力量是我們大家的典範。為了不洩漏患者的身分，我修改了某些故事的部分情節，但仍絕對忠實呈現重要的醫療細節及他們的真心。

感謝與我共事的神經科團隊，尤其是愛黛兒・拉爾金（Adele Larkin）、珍妮佛・南丁格爾（Jennifer Nightingale）與格外優秀的神經生理學家費歐娜・法瑞爾（Fiona Farrell）。

我一如往常感謝Chatto & Windus出版社的貝琪・哈爾迪（Becky Hardie）無比的耐心與智慧。感謝大衛・米爾能（David Milner）銳眼看出一切細節，讓我嘖嘖稱奇。

我的經紀人克莉絲蒂・麥克勞克蘭（Kirsty McLachlan）為我開啟了寫作這道門。這點我永誌不忘，也永懷感激。感謝妳一直以來的支持。

每個驚恐又自我懷疑的作家都需要一個寫作應援團。我的應援團成員包括潔瑪・愛爾雯・哈里斯（Gemma Elwin Harris）及珍妮・強森（Jenny Johnson）。在此向那些舒適酒吧裡的閒聊、美味的晚餐和有關本書的重要討論致敬。我很期待看到妳們努力的成果。

最後，我要向所有容忍我行蹤飄忽不定和不斷聽我抱怨「截稿日期」的親朋好友致歉。

國家圖書館出版品預行編目資料

腦內風暴：頂尖神經科醫師剖析離奇症狀，一窺大腦異常放電對人體的影響 / 蘇珊.歐蘇利文(Suzanne O'Sullivan)著；方淑惠譯. -- 初版. -- 臺北市：商周出版：家庭傳媒城邦分公司發行, 2019.07
面； 公分. -- (科學新視野；155)
譯自：Brainstorm : detective stories from the world of neurology
ISBN 978-986-477-695-5(平裝)

1.神經學 2.神經系統疾病

415.9　　108010731

科學新視野 155
腦內風暴：頂尖神經科醫師剖析離奇症狀，一窺大腦異常放電對人體的影響

作　　者／蘇珊・歐蘇利文（Suzanne O'Sullivan）
譯　　者／方淑惠
企劃選書／羅珮芳
責任編輯／羅珮芳
版　　權／黃淑敏、林心紅
行銷業務／莊英傑、李麗渟、黃崇華
總 編 輯／黃靖卉
總 經 理／彭之琬
事業群總經理／黃淑貞
發 行 人／何飛鵬
法律顧問／元禾法律事務所王子文律師
出　　版／商周出版
台北市104民生東路二段141號9樓
電話：(02) 25007008　傳真：(02)25007759
E-mail:bwp.service@cite.com.tw
發　　行／英屬蓋曼群島商家庭傳媒股份有限公司城邦分公司
台北市中山區民生東路二段141號2樓
書虫客服服務專線：02-25007718、02-25007719
24小時傳真服務：02-25001990、02-25001991
服務時間：週一至週五上午09:30-12:00；下午13:30-17:00
劃撥帳號：19863813；戶名：書虫股份有限公司
讀者服務信箱E-mail：service@readingclub.com.tw
城邦讀書花園：www.cite.com.tw
香港發行所／城邦（香港）出版集團有限公司
香港灣仔駱克道193號東超商業中心1F；E-mail：hkcite@biznetvigator.com
電話：(852)25086231　傳真：(852)25789337
馬新發行所／城邦（馬新）出版集團【Cite (M) Sdn Bhd】
41, Jalan Radin Anum, Bandar Baru Sri Petaling,
57000 Kuala Lumpur, Malaysia.
電話：(603) 90578822 傳真：(603) 90576622
Email: cite@cite.com.my

封面設計／日央設計
內頁排版／陳健美
印　　刷／韋懋印刷事業有限公司
經　　銷／聯合發行股份有限公司
地址：新北市231新店區寶橋路235巷6弄6號2樓
電話：(02)2917-8022　傳真：(02)2911-0053

■2019年7月30日初版
定價450元

Printed in Taiwan

城邦讀書花園
www.cite.com.tw
版權所有，翻印必究 ISBN 978-986-477-695-5

Brainstorm by Suzanne O'Sullivan
Copyright © Suzanne O'Sullivan 2018
First published as Brainstorm by Chatto & Windus, an imprint of Vintage. Vintage is part of the Penguin Random House group of companies.
This edition arranged with Chatto & Windus, an imprint of The Random House Group, Ltd.
through Big Apple Agency, Inc., Labuan, Malaysia
Traditional Chinese edition copyright © 2019 by Business Weekly Publications, a division of Cité Publishing Ltd.
All rights reserved.

廣 告 回 函
北區郵政管理登記證
北臺字第000791號
郵資已付，免貼郵票

104　台北市民生東路二段141號2樓

英屬蓋曼群島商家庭傳媒股份有限公司城邦分公司　收

請沿虛線對摺，謝謝！

書號：BU0155	書名：腦內風暴	編碼：

請於此處用膠水黏貼

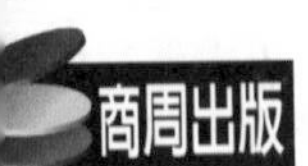

讀者回函卡

不定期好禮相贈！
立即加入：商周出版
Facebook 粉絲團

感謝您購買我們出版的書籍！請費心填寫此回函卡，我們將不定期寄上城邦集團最新的出版訊息。

姓名：________________________ 性別：☐男 ☐女

生日：西元__________年__________月__________日

地址：________________________

聯絡電話：____________________ 傳真：____________________

E-mail ：

學歷：☐ 1. 小學 ☐ 2. 國中 ☐ 3. 高中 ☐ 4. 大學 ☐ 5. 研究所以上

職業：☐ 1. 學生 ☐ 2. 軍公教 ☐ 3. 服務 ☐ 4. 金融 ☐ 5. 製造 ☐ 6. 資訊

☐ 7. 傳播 ☐ 8. 自由業 ☐ 9. 農漁牧 ☐ 10. 家管 ☐ 11. 退休

☐ 12. 其他________________________

您從何種方式得知本書消息？

☐ 1. 書店 ☐ 2. 網路 ☐ 3. 報紙 ☐ 4. 雜誌 ☐ 5. 廣播 ☐ 6. 電視

☐ 7. 親友推薦 ☐ 8. 其他________________________

您通常以何種方式購書？

☐ 1. 書店 ☐ 2. 網路 ☐ 3. 傳真訂購 ☐ 4. 郵局劃撥 ☐ 5. 其他______

您喜歡閱讀那些類別的書籍？

☐ 1. 財經商業 ☐ 2. 自然科學 ☐ 3. 歷史 ☐ 4. 法律 ☐ 5. 文學

☐ 6. 休閒旅遊 ☐ 7. 小說 ☐ 8. 人物傳記 ☐ 9. 生活、勵志 ☐ 10. 其他

對我們的建議：________________________

____

____

【為提供訂購、行銷、客戶管理或其他合於營業登記項目或章程所定業務之目的，城邦出版人集團（即英屬蓋曼群島商家庭傳媒（股）公司城邦分公司、城邦文化事業（股）公司），於本集團之營運期間及地區內，將以電郵、傳真、電話、簡訊、郵寄或其他公告方式利用您提供之資料（資料類別：C001、C002、C003、C011 等）。利用對象除本集團外，亦可能包括相關服務的協力機構。如您有依個資法第三條或其他需服務之處，得致電本公司客服中心電話 02-25007718 請求協助。相關資料如為非必要項目，不提供亦不影響您的權益。】

1.C001 辨識個人者：如消費者之姓名、地址、電話、電子郵件等資訊。
2.C002 辨識財務者：如信用卡或轉帳帳戶資訊。
3.C003 政府資料中之辨識者：如身分證字號或護照號碼（外國人）。
4.C011 個人描述：如性別、國籍、出生年月日。

請於此處用膠水黏貼